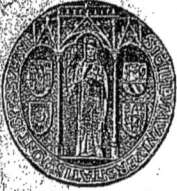

Dᵣ Jules PERRIER

Des

Greffes Humaines

et des

Greffes Animales

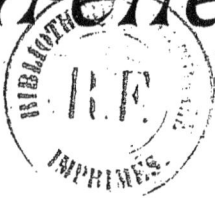

MONTPELLIER

GUSTAVE FIRMIN ET MONTANE

ÉTUDE COMPARATIVE

DES

GREFFES HUMAINES

ET DES GREFFES ANIMALES

PAR

Jules PERRIER

DOCTEUR EN MÉDECINE

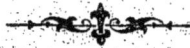

MONTPELLIER

IMPRIMERIE Gustave FIRMIN et MONTANE

Rue Ferdinand-Fabre et quai du Verdanson

—

1901

A MON PÈRE ET A MA MÈRE

J. PERRIER.

A M. LE PROFESSEUR FORGUES

Qu'il veuille bien agréer nos remerciements
pour l'honneur qu'il nous fait en acceptant
la présidence de notre thèse.

A MES MAITRES

A MES AMIS

J. PERRIER.

AVANT-PROPOS

Nous tenons, avant d'exposer notre sujet, à exprimer notre vive gratitude à M. le professeur G. Cousin, qui a mis à notre disposition, avec tant d'obligeance, son laboratoire de chirurgie opératoire.

Nous le remercions de ses conseils éclairés qui ne nous ont jamais fait défaut et qui nous ont servi de guide dans l'étude que nous allons entreprendre.

INTRODUCTION

Ayant eu l'occasion d'observer quelques malades sur lesquels des greffes humaines et des greffes animales avaient été simultanément appliquées, nous fûmes surpris des résultats qu'il nous fut donné de constater. Ces résultats différant de ceux obtenus par plusieurs chirurgiens, nous avons cru intéressant de choisir, comme sujet de notre travail, l'étude comparative des greffes humaines et des greffes animales.

Nous laissons intentionnellement de côté les grandes opérations d'autoplastie et d'anaplastie, afin de limiter notre étude, et nous n'aurons en vue que les greffes proprement dites, c'est-à-dire les transplantations sur les plaies de l'homme, de peau ou de muqueuse empruntées à l'homme ou aux animaux.

Pour baser notre opinion sur des faits certains et précis, nous avons procédé à de nombreuses expériences : c'est là le côté original de notre thèse. D'autre part, nous avons appliqué sur plusieurs sujets des séries de greffes, soit humaines, soit animales : nous en indiquons les suites.

Nos observations et nos expériences nous ont donné des

résultats que nous avons comparés à ceux de nos devan-
ciers.

Les travaux antérieurs au nôtre sont nombreux : l'index
bibliographique que nous publions le prouve. Parmi eux, nous
avons consulté avec fruit les travaux originaux de Reverdin,
d'Ollier, de Thiersch, de Forgue et Reclus, etc. ; et, comme
étude comparative, le travail de M. le professeur Cousin, paru
en 1894 dans le *Montpellier médical*, nous a été fort utile.

Le plan que nous avons suivi dans l'élaboration de notre
thèse est le suivant :

Dans un premier chapitre, qui est celui de l'*Historique*,
nous passons successivement en revue les différents travaux
qui ont été publiés par les chirurgiens qui se sont occupés de
la question, tant au point de vue des greffes humaines qu'à
celui des greffes animales.

Dans un deuxième chapitre, *Technique opératoire*, nous étudions :

a) la préparation de la surface à greffer avec l'appareil
instrumental et l'anesthésie ;

b) la taille des lambeaux selon les divers procédés ;

c) le pansement post-opératoire et les soins consécutifs.

Nous avons essayé d'étudier dans un troisième chapitre les
processus macroscopique et histologique des greffes.

Notre quatrième chapitre concerne les *Observations* avec un
tableau synoptique.

Le cinquième chapitre relate nos *Expériences* ; nous y avons
joint deux tableaux récapitulatifs.

Notre travail eût été incomplet si nous n'avions étudié comparativement dans un sixième chapitre les *Résultats* de nos
expériences et de nos observations cliniques, en établissant

un parallèle entre les greffes humaines et les greffes animales.

Dans quel cas doit-on appliquer les greffes et quel procédé doit-on employer ? Tel est le sujet du septième chapitre.

Dans le dernier, nous posons les *conclusions* qui découlent de notre travail, et nous indiquons en terminant, dans la *Bibliographie,* les auteurs que la question des greffes a intéressés.

ÉTUDE COMPARATIVE

DES

GREFFES HUMAINES

ET DES GREFFES ANIMALES

CHAPITRE PREMIER

HISTORIQUE

1° Greffes humaines

Les greffes cutanées humaines ne sont entrées dans la thérapeutique chirurgicale que dans la seconde moitié du siècle dernier. Malgré les travaux de Franck Hamilton, publiés en 1847 dans le *Buffalo Medical Journal,* et de Paul Bert, parus en 1863, les chirurgiens n'avaient tiré aucune déduction pratique de l'application des greffes pour réparer les plaies des téguments. C'est à J.-L. Reverdin que revient l'honneur de la création de cette méthode, car, le premier, il montra qu'il était possible d'aider la cicatrisation des plaies en appliquant des greffes épidermiques humaines ; c'est ce qui résulte de sa communication à la Société de chirurgie, le 15 décembre 1869, et de son travail sur les greffes épidermiques, publié dans les *Archives générales de médecine* en 1872. Ce moyen

thérapeutique fut suivi à Paris par Duplay, Gosselin, Guérin
et Guyon ; à Strasbourg, par Hergott. En juillet 1870, Pollock
l'inaugura en Angleterre où Durham et David Fiddes l'imi-
tèrent. Il fut pratiqué par Czerny à Vienne, par Scoroff en
Russie et par Howard en Amérique.

Mais dans ces différentes étapes, la greffe primitive de
J.-L. Reverdin subit des modifications. Alors que Reverdin,
en appliquant ses greffes épidermiques sur les bourgeons
charnus, pratique un véritable *semis* de *petits lambeaux* de
deux à quatre millimètres carrés à même sur la plaie pour
multiplier les centres d'épidermisation, Pollock fait une ou
plusieurs incisions dans les bourgeons charnus, et c'est dans
ces sillons qu'il dépose ses petites greffes. Durham taille de
petits lambeaux sur les bords de la plaie et les rabat sur la
surface bourgeonnante. David Fiddes racle simplement la peau
et applique ces écailles d'épiderme sur les plaies. J.-T. Hodgen
préconise aussi le grattage d'écailles épidermiques. Bribach,
ex-assistant au *Saint-Louis City-Hospital,* et Studer ont reconnu
que les cellules épidermiques donnaient des résultats favorables comme la greffe épidermique proprement dite. Ces
derniers chirurgiens publient donc des succès, bien qu'à notre
avis, les greffes de *tissu corné* pur soient loin d'avoir donné des
résultats bien souvent positifs.

En 1872, Ollier proposa, dans sa communication à l'Académie de médecine, de substituer aux petites greffes épidermiques de larges lambeaux de peau découpés sur les parties
saines avec le bistouri ou le rasoir. Ces lambeaux comprenaient
la plus grande partie ou la totalité de l'épaisseur du derme.
La *greffe dermo-épidermique* d'Ollier succédait ainsi à la greffe
épidermique de Reverdin.

Ollier taille de larges lambeaux, longs de 3 à 8 centimètres
et les applique à même, plus ou moins distancés, sur les

bourgeons charnus. Déjà en 1871, Poncet préconisait l'emploi de larges greffes. Nous voyons même Donnelly, de New-York, tailler des lambeaux ayant un diamètre d'un quart de pouce.

En 1874, Thiersch ayant remarqué que des insuccès fréquents suivaient l'emploi des greffes, appliquées d'après les procédés antérieurs, rechercha la cause de ces échecs, et Plessing, son élève, montra dans un mémoire, inspiré par le maître, que ces insuccès étaient dus à la couche superficielle des bourgeons charnus et à leur disposition vasculaire.

Aussi Thiersch, au 15ᵉ Congrès de chirurgie de Berlin, en 1885, revenant sur ses recherches antérieures, fait entrer la question des greffes dans une nouvelle période en proposant de curetter les plaies et ulcères avant l'application des greffes afin de poser celles-ci sur une surface fraîchement cruentée.

Tandis qu'Ollier appliquait assez souvent des lambeaux comprenant la totalité du derme, Thiersch proposa de couper les téguments, non pas au-dessous du derme, mais dans son épaisseur ; c'était la véritable greffe dermo-épidermique. En outre de ces modifications, Thiersch conseilla d'imbriquer les lambeaux. Le but qu'il se proposait, comme Ollier, d'ailleurs, était, en recouvrant toute la surface de la plaie, d'éviter un tissu cicatriciel toujours rétractile et d'obtenir une peau souple, solide et non rétractile.

Les idées de Thiersch et son procédé ont été adoptés par la plupart des chirurgiens, et, depuis lors, de nombreux travaux ont paru, en France et à l'étranger, sur les greffes humaines.

Parmi les plus importants, nous citerons ceux de Czerny, Rathey, Nagel, Eversburg, en Allemagne ; Socin, Hubcher, Garré, en Suisse ; et, en France, ceux de Heydenrich, Monod, Pozzi, Panas, Forgue et Reclus, Jalaguier. Deux thèses intéressantes ont paru sur les greffes de Thiersch, celle de Médeiros, soutenue en 1896, à Paris, celle de Bessières, soutenue le 31 juillet 1899, à Montpellier, et faite sous l'inspiration de M. le professeur Forgue qui, lui-même, a publié dans la *Semaine Médicale*, le 19 juillet 1899, un article remarquable sur la technique des greffes de Thiersch.

2° Greffes animales

L'histoire des greffes animales est aussi intéressante que celle des greffes humaines. Elle est moins ancienne, car ce n'est que depuis les expériences de Paul Bert, publiées en 1863, qu'elles ont pris date. Quelques années après, en 1871 et 1872, diverses tentatives de greffes animales furent faites par Létiévant à Lyon, par Folet et Houzé de l'Aulnoit à Lille, et par Dubrueil à Montpellier; mais, ainsi qu'il résulte de leurs communications, les résultats, obtenus, par ces chirurgiens, ne furent pas identiques.

Le premier en France, Létiévant, donne aux greffes animales le nom de zoogreffes. Il communique en 1871 à la Société médicale de Lyon, l'application qu'il vient de faire de greffes de *peau de chien* sur un ulcère de jambe préalablement curetté. Tout heureux du résultat obtenu, il affirme ses préférences pour les zoogreffes.

Follet ne partage pas l'opinion de Liétévant. Il publie, le 12 juillet 1872, dans le *Bulletin Médical du Nord*, les insuccès qu'il obtint à la suite de l'application de zoogreffes, empruntées successivement au *lapin* et au *bœuf*.

Le 17 juillet 1872, Dubrueil communique à la Société de chirurgie les heureux résultats que lui ont donné, sur des ulcères, des lambeaux empruntés au cobaye et au chien.

Le 6 décembre 1872, Wolfe lit à la Société chirurgicale de

Glascow un travail dans lequel il indique le succès obtenu par la transplantation de conjonctive de *lapin* sur l'œil de l'homme. En 1874, Becker et Gilet de Grandmont publient deux observations semblables, suivies du même succès.

En 1874, Darolles, frappé de ses insuccès à la suite de l'application de *greffes de lapin,* conclut à leur inutilité en chirurgie. La même année, le 15 mars 1874, Coze de Nancy, au contraire, publie les succès que lui ont donné les mêmes greffes en 1870 et 1871.

En 1876, Armaignac se tient, dans sa thèse, sur une prudente réserve au sujet de l'application des greffes animales.

A part les tentatives de greffes, faites avec des *lamelles d'éponges* de 1881 à 1883, en Angleterre et en Amérique, par Hamilton, Sanctuary, Fergusson et Perkins, aucun travail important ne paraît sur les zoogreffes jusqu'en 1884. A cette époque, Allen, en Angleterre, et Petersen, en Russie, font connaître les résultats qu'ils ont obtenus par l'emploi des greffes de *peau de grenouille.*

A la suite de ces chirurgiens, Dubousquet-Laborderie présente à la Société de biologie, le 4 décembre 1886, un malade sur lequel il a appliqué, le premier en France, des greffes de peau de grenouille.

Depuis cette époque, les publications sur la greffe animale, et plus particulièrement sur la greffe de peau de grenouille, ont été nombreuses. Nous citerons, parmi elles, celle de Baratoux, en 1887, relatant ses succès à la suite de l'application des greffes de peau de grenouille dans certains cas de rhinite ulcéreuse et de perforation du tympan ; celles de Grange, Estor et Vincent.

En 1888, Redard propose à la Société de biologie d'employer comme greffe la *peau de poulet,* qui lui a procuré un succès. La même année, Delagenière publie une Monographie sur les greffes dans la *Gazette des Hôpitaux*.

En 1889, Bilhaut, Fowler, Loupiac, publient leurs observations, de même que de Westor, en 1891, Aug. Reverdin et Perry, en 1892.

Parmi les travaux parus, dans ces dernières années, concernant les greffes animales, nous citerons particulièrement le travail intéressant de M. le professeur G. Cousin, dans le *Montpellier-Médical*, en 1894 et les thèses inaugurales, soutenues par Lartail, en 1894, et par Le Coq, en 1896.

Nous ne saurions passer sous silence les remarquables travaux de Max Schuller, en septembre 1899, et les publications d'Amat, en 1900, dans la *Gazette des Hôpitaux*, suivies de celles des frères Platon, dans le même journal, concernant l'emploi, comme greffe, du feuillet interne de la *membrane coquillière de l'œuf de poule*. Quoique, de même que les lamelles d'éponges de Sanctuary, Fergusson et Perckins, la membrane coquillière de l'œuf ne puisse guère être admise dans la catégorie des greffes animales pures, ces tentatives heureuses méritent d'être signalées.

Nous voyons, par ce court aperçu historique, combien est variée la nature des greffes animales dont se sont servi les chirurgiens, dans le but d'activer la cicatrisation des plaies et combien différents en sont les résultats. Mais n'anticipons pas, car nous verrons plus tard ce qu'il nous faut penser et ce que nous pouvons attendre des unes et des autres.

CHAPITRE II

TECHNIQUE OPÉRATOIRE

Le Manuel opératoire des greffes est soumis à des règles nettes et précises de l'observation exacte et rigoureuse desquelles dépend tout le succès.

Reverdin, Thiersch, Ollier, Forgues, Lartail, sont les auteurs qui ont le mieux étudié cette question et nous nous permettrons à l'occasion de puiser dans leurs travaux.

Les greffes peuvent être empruntées à l'*homme* ou aux *animaux*. Nous nous proposons donc d'étudier pour chaque cas dans ce chapitre :

1° *La préparation de la surface à greffer*, en y comprenant : *a*) l'appareil instrumental et *b*) l'anesthésie ;

2° *La taille des greffes* selon les procédés les plus usités et leur transplantation ;

3° *Le pansement post-opératoire et les soins consécutifs*.

A. — Greffes humaines

1° Préparation de la surface a greffer. — La condition essentielle pour la réussite des greffes est d'obtenir l'asepsie de la surface à greffer. Si le chirurgien se trouve en présence d'une plaie récente, soit traumatique, soit opératoire, cette asepsie existe ou peut être facilement obtenue. Il n'en est plus

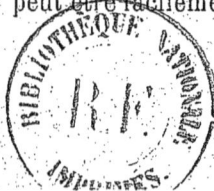

2

de même dans les cas plus fréquents, d'une plaie bourgeonnante ou d'un ulcère en pleine suppuration.

Tout en s'occupant de l'état général qui est souvent mauvais
et qu'il faudra relever par des toniques et des reconstituants,
le chirurgien aura surtout en vue de mettre la surface à greffer
dans des conditions de vitalité et d'asepsie suffisantes pour
recevoir des greffes.

Il est évident, en effet, qu'une greffe appliquée sur une
plaie en pleine suppuration, où les bacilles se développent
à loisir, comme sur un milieu de culture idéal, ne saurait con-
tracter avec une pareille surface, des connections vasculaires
capables d'assurer sa vitalité. Cette greffe jouant vis-à-vis de
la plaie le rôle d'un corps étranger et livrée sans défense à des
ennemis aussi nombreux et aussi actifs que les bacilles de la
suppuration, périrait rapidement.

Il faut donc avant d'appliquer les greffes sur une plaie qui
suppure et avant de l'aseptiser faire l'antisepsie de cette plaie
c'est-à-dire la débarrasser des germes septiques et de leurs
produits de sécrétion.

Dans ce but, le chirurgien aura recours aux agents antiseptiques que la thérapeutique met à sa disposition ; les solutions
de sublimé à 0,50 ou 1 pour 1.000, l'acide phénique, en solution faible, le phénosalyl, l'acide salicylique, etc., seront
employés avec avantage sous forme de pansements humides
chauds, fréquemments renouvelés.

Si la plaie présente des points sphacélés ces mêmes pansements humides seront tout indiqués ; on aura même recours
aux bains antiseptiques chauds pour modifier la surface à
greffer et, en cas de besoin, on se servira avantageusement du
thermo-cautère pour détruire les points gangrenés.

Un ulcère présente-t-il des bords calleux, indurés, il faut
les exciser.

Dans les cas où la plaie est recouverte de bourgeons charnus, atones, blafards, grisâtres, il sera nécessaire d'exciter leur vitalité par des cautérisations ou des pansements appropriés ; les pansements à l'iodoforme donneront dans ces cas de bons résultats.

Les bourgeons charnus sont-ils au contraire exubérants, il faudra les réprimer, diminuer leur vitalité en les touchant légèrement, de temps à autre avec le nitrate d'argent, la teinture d'iode.

En un mot, le chirurgien avant d'appliquer des greffes, devra se trouver en présence d'une plaie non suppurante et non septique dont les bourgeons seront rosés et actifs, finement granuleux, non exubérants et non hémorragiques. Ces bourgeons seront prêts pour la transplantation, car les éléments embryonnaires qui les constituent sont aptes à fournir un travail utile. Ajoutons qu'il sera avantageux de voir sur la périphérie de la perte de substance, une fine pellicule cicatricielle présentant un aspect bleuté de bonne apparence, signe certain d'épidermisation.

Le terrain à greffer étant préparé, le chirurgien ne devra plus employer les substances dites kératolytiques qui nuiraient désormais au succès des greffes : ce sont les antiseptiques caustiques ou coagulants, tels que les acides phénique et salicylique, le sublimé en solution forte, le phénosalyl, etc. Il sera donc prudent, pour maintenir les heureux résultats précédemment obtenus par l'usage de ces agents, de recourir à l'emploi de pansements humides simplement aseptiques : eau filtrée et bouillie, solution physiologique stérilisée de chlorure de sodium à 7 grammes pour 1000.

La plaie préparée ainsi que nous venons de l'indiquer est apte à recevoir les greffes si on les applique selon le procédé de Reverdin ou le procédé d'Ollier, car ces chirurgiens appli-

quent directement les greffes sur les bourgeons charnus. Il
n'en est plus de même si l'on a recours au procédé de Thiersch.
Comme nous l'avons dit dans le précédent chapitre, Thiersch
recherchant la cause des insuccès des greffes remarqua que
les échecs étaient dus à la persistance de la couche superficielle des bourgeons charnus et à leur disposition vasculaire.
Aussi, suivant ses conseils, le chirurgien devra-t-il, avant
d'appliquer ses lambeaux modifier la surface granuleuse de la
plaie : il abrasera la couche superficielle des bourgeons soit
avec un rasoir, soit avec un bistouri convexe conduits tangen-
tiellement, soit avec une curette tranchante. La surface ainsi
cruentée sera lavée à la solution chlorurée, puis tamponnée
convenablement avec de la gaze aseptique ; on évitera ainsi
la formation de caillots qui, par leur interposition pourraient
gêner l'adhérence intime des lambeaux à la plaie.

a) Appareil instrumental. — Le chirurgien aura sous la main
selon le procédé qu'il veut employer, une curette tranchante,
un rasoir à large lame semblable à celui employé par les his-
tologistes, mais à manche métallique, une spatule, deux pinces
à griffe, des ciseaux droits et des ciseaux courbes, une
sonde cannelée, deux aiguilles montées sur un manche métallique, une lancette, ou la cuiller tranchante de A. Reverdin.

Tous ces instruments devront être, au préalable, soigneusement stérilisés.

b) Anesthésie. — Lorsque la surface à greffer est de peu
d'étendue et lorsque les lambeaux à transplanter sont de petites dimensions, l'anesthésie locale est suffisante : on obtiendra
l'insensibilité en pratiquant des *injections de cocaïne* selon la
technique de Reclus,

Mais il est de règle de recourir à l'anesthésie générale par

l'*éther* ou par le *chloroforme,* lorsque la surface à réparer est
de grande étendue et lorsque les lambeaux que l'on veut tailler
doivent avoir de grandes dimensions.

En ce qui nous concerne, nous avons eu recours avec avantage à l'anesthésie locale par le *chlorure d'éthyle.* Il est important, toutefois, de savoir manier cet agent, car, si des pulvérisations trop courtes sont insuffisantes, on comprend qu'elles
détruiraient si elles étaient trop prolongées, la vitalité du lambeau que l'on va tailler. Avec un peu d'habitude, le chirurgien
se tient dans un juste milieu et cesse les pulvérisations dès que
l'épiderme commence à blanchir : à ce degré, l'insensibilité est
suffisante, la peau perd momentanément sa souplesse et son
élasticité, elle devient plus rigide, on la sectionne ainsi plus
facilement ; c'est là un avantage dont on appréciera la valeur
dans les cas où l'on ne pourra avoir des aides expérimentés
sous la main.

2° TAILLE DES LAMBEAUX. — Nous verrons dans le septième
chapitre quel est le procédé que *doit* choisir le chirurgien qui
va appliquer des greffes humaines, mais nous pouvons dire
d'ores et déjà que, jusqu'à ce jour, deux procédés sont en présence : l'un, de *nécessité,* celui de Reverdin ou greffe épidermique, l'autre, de *choix,* celui de Thiersch ou greffe dermo-épidermique. Nous ajouterons que nous avons eu recours à un
troisième procédé « procédé mixte », qui tient du Reverdin et
du Thiersch comme nous l'indiquerons.

Nous allons voir en quoi consistent ces procédés. Toutefois,
avant de les décrire, nous devons indiquer les précautions que
le chirurgien doit prendre avant de tailler ses lambeaux.

La surface sur laquelle ceux-ci vont être pris sera soigneusement aseptisée. Après avoir rasé la peau, on fera des frictions avec de l'eau savonneuse chaude, pour débarasser l'épi-

derme de ses produits de sécrétion ou de desquamation ; un lavage à l'alcool ou à l'éther enlèvera toutes les impuretés fournies par les matières grasses, et une toilette au sublimé suivie d'un lavage à l'eau stérilisée permettra d'éviter l'infection des lambeaux qui vont être transplantés. Le chirurgien, de son côté, doit être sûr de l'asepsie de ses mains. Il peut opérer.

Procédé de Reverdin. — Le procédé que le professeur de Genève, J. L Reverdin, employait lorsqu'il fit connaître sa méthode, consiste à détacher, par ponction, à l'aide d'une lancette, un petit lambeau d'épiderme, et à l'appliquer sur les bourgeons charnus. Nous ne saurions mieux faire, pour expliquer ce procédé, que de citer la description qu'il en a faite dans les *Archives de médecine*, en 1872 :

« C'est à la face interne de la jambe, dit Reverdin, que je prends ordinairement mes lambeaux ; avec le pouce et l'index, je tends bien la peau sur la surface plane du tibia, et j'introduis alors la pointe d'une lancette à saignée un peu large, parallèlement à l'os, à une très petite profondeur, à un demi-millimètre environ ; je pousse ma lancette toujours parallèlement, et sa pointe ressort à 3 ou 4 millimètres plus loin et, en continuant de pousser, le petit lambeau achève de se couper sur les bords de l'instrument.

La petite plaie est le siège d'une fine rosée sanguine. J'applique ma lancette chargée de sa greffe sur les bourgeons charnus que j'ai choisis, et je fais glisser sur eux le lambeau avec la pointe d'une épingle ; il se trouve ainsi en rapport avec les bourgeons par la face profonde ; je m'assure, en le faisant un peu cheminer de côté et d'autre, qu'aucun de ses bords n'est enroulé, car il est nécessaire qu'il soit bien complètement étalé. Ce résultat une fois obtenu et toutes mes greffes en place, je les recouvre de bandelettes de diachylon qui ne seront enlevés qu'au bout de vingt-quatre heures ».

Auguste Reverdin, en modifiant la façon de tailler les lambeaux de J. L. Reverdin, a cherché à éviter les inconvénients de la lancette, qui permet au bord libéré du petit lambeau de se recroqueviller. Aussi, emploie-t-il une petite cuillère très pointue, de forme losangique, dont les bords sont très tranchants. La petite greffe taillée par ponction se détache ainsi très facilement, en s'adaptant à la face concave de l'instrument, d'où on la fait glisser sur la plaie.

Procédé de Thiersch. — La plupart des chirurgiens adoptent de nos jours le procédé de Thiersch pour la taille et la transplantation des lambeaux. Ce procédé, qui a été le sujet de plusieurs thèses inaugurales, a été clairement exposé par M. le professeur Forgues, qui l'a vu appliquer par l'auteur lui-même à Leipzig. Nous ne saurions mieux faire que de résumer cet excellent article : « Les greffes sont prises généralement sur la face antérieure et externe de la cuisse, région qui se prête le plus commodément à la taille de larges lambeaux.

» Pour tailler des lambeaux larges, réguliers, de constante épaisseur, il importe que la peau soit bien tendue ; tout le secret est là. Un aide, placé à la racine du membre empaume sa face postérieure avec les deux mains aux doigts joints : la peau se tend en avant. Accentuez cette tension, égalisez-la en appuyant sur le bas, vers la rotule, avec le bord cubital de la main gauche.

» De la main droite, appliquez à plat le rasoir sur la peau de la cuisse en déprimant cette peau au-devant du tranchant ; entamez-la franchement dans la moitié de son épaisseur environ, et suivant des yeux la marche du tranchant, maintenant

la position constante de la lame, continuez l'entaille, en des-
cendant dans la couche superficielle par un rapide et régulier
mouvement de va-et-vient, *en archet*. Si la greffe est bien
taillée, un ruban ayant partout la même largeur, — un travers de pouce environ, — finement dentelé, non opaque,
blanc rosé, se ramasse par plis réguliers sur la lame ; on
arrête le lambeau à la longueur convenable en relevant, d'un
coup net, le tranchant appuyé sur le pouce. On peut ainsi
tailler des lanières régulières de 15 à 25 centimètres. Sur la
surface ainsi rasée, se produit un pointillé sanguin, correspon-
dant à la section des papilles ; les lambeaux de Thiersch sont
formés, en effet, de la couche épidermique et de la couche
superficielle papillaire du derme. Les lanières sont portées
par glissement sur une large spatule coudée. La spatule chargée est approchée du bord de la plaie par son extrémité et
tenue rigoureusement parrallèle à la surface à recouvrir. Le
placement des lanières va se faire suivant le grand axe de
cette surface. Fixez avec une sonde canelée le bout du lambeau sur la marge de la plaie, et, d'un mouvement régulier,
éloignez la spatule en sens inverse : la lanière se déploie et
s'applique. Il est utile de rectifier les plis qui peuvent se former pendant l'étalement du lambeau ; quelques gouttes de
sérum artificiel sur le lambeau facilitent cette manœuvre.

» Les bandelettes seront placées côte à côte. Elles seront
imbriquées, se recouvrant ainsi par une mince lizière. A mesure
que les bandelettes sont juxtaposées, un aide les colle à la
plaie sous la pression douce d'une compresse de gaze imbibée
de solution chlorurée sodique, mais soigneusement exprimée. »

Ollier, dans sa dernière communication à l'Académie des
sciences, en 1898, indique sous le nom de greffes autoplastiques un procédé consistant à tailler de larges lambeaux de
peau comprenant la plus grande partie ou l'épaisseur totale

du derme. Ces lanières rappellent celles de Thiersch, mais le procédé, ainsi que nous l'avons déjà dit, diffère en deux points de celui du professeur de Leipzig : 1° les lambeaux contiennent une épaisseur plus considérable du derme, même sa totalité ; 2° Ollier ne parle pas du curettage des bourgeons charnus ; il applique les lambeaux de peau à même sur la plaie. Dans le procédé du chirurgien de Lyon, la préparation de la surface à greffer est plus longue que dans le procédé de Thiersch dont les deux temps se font dans une seule séance.

Si nous voulions, au point de vue du résultat final, établir un parallèle entre les trois procédés que nous venons de décrire, nous pourrions dire que le chirurgien qui emploie les procédés de Thiersch ou d'Ollier obtiendra en cas de réussite une réunion par première intention : c'est de l'autoplastie ; tandis que s'il recourt à la méthode de Reverdin, il laissera entre les greffes épidermiques des surfaces bourgeonnantes plus ou moins grandes, qui ne se cicatriseront que par seconde intention.

Procédé mixte. — Nous indiquons sous ce nom le procédé que nous avons employé d'ordinaire. Comme nous le faisons remarquer dans le chapitre concernant le choix du procédé, la méthode de Thiersch est celle qui donne les meilleurs résultats : réunion par première intention d'une vaste plaie en une seule séance. Mais il arrive bien souvent à l'opérateur, nos observations en font foi, de se trouver en présence de malades qui refusent de se laisser tailler de grands lambeaux dermo-épidermiques, de dimensions suffisantes pour recouvrir la perte de substance. Aussi, envisageant la taille des lambeaux au point de vue clinique, nous pouvons dire que notre procédé mixte pourra être mis en pratique par le chirurgien.

Nous appelons ce procédé mixte ou intermédiaire parce qu'il

comprend l'emploi de lambeaux de diverses dimensions, qui sont dermo-épidermiques, comme le veut Thiersch, mais que la nécessité oblige d'espacer, comme dans les greffes épidermiques de Reverdin.

Dans ce procédé, les lambeaux ont de 1 à 3 centimètres ; ils comprennent l'épiderme et la couche superficielle du derme. Comme dans la méthode de Thiersch, nous avons appliqué ces petits lambeaux sur des surfaces bourgeonnantes que nous avons eu la précaution, au préalable, d'aseptiser et de cu retter.

Les petites surfaces recouvertes par ces lambeaux se cicatrisent vite par première intention, mais les espaces intermédiaires continuant à bourgeonner ne se cicatrisent que secondairement. Toutefois, les lambeaux transplantés formant de vrais îlots cutanés aident puissamment à la réparation complète, grâce au travail actif d'épidermisation dont leurs bords sont le siège.

3° PANSEMENT POST-OPÉRATOIRE ET SOINS CONSÉCUTIFS. — De même que les soins préliminaires, le premier pansement a une grande importance. Ainsi que nous l'avons indiqué précédemment, les substances ou solutions qui, par leur action kératolytique, compromettraient la vitalité des greffes, doivent être rejetées : donc, ni sublimé, ni acide phénique, ni phénosalyl.

Le pansement le meilleur et le plus simple est le pansement aseptique à l'eau bouillie additionnée de 7 grammes par litre de chlorure de sodium.

A l'exemple de Thiersch, on pourra employer le protective, la gaze et le coton, que l'on aura fait passer préalablement à l'étuve. Thiersch recouvre la surface greffée de petites lames de protective de 1 à 2 centimètres de large en les imbriquant. Ces lames de protective sont recouvertes de bandelettes de gaze stérilisée trempées dans l'eau salée par dessus lesquelles Thiersch, applique un manchon de ouate.

D'autres auteurs (Socin, P. Delbet, etc.) mettent directement sur les greffes soit du papier d'étain, soit du papier argenté, du diachylon, du makintosh, etc., pour protéger les lambeaux greffés. A notre avis, l'emploi de toutes ces substances non absorbantes a l'inconvénient de favoriser la stagnation des produits sécrétés par la plaie ; l'adhérence des greffes pourrait en souffrir. Aussi estimons-nous qu'un pansement perméable, composé de gaze et de coton stérilisés et imbibés de la solution saline, est préférable à tous égards, car la sérosité ou le sang sont facilement absorbés. Suivant le conseil de Martin, il sera bon d'envelopper d'un large manchon de coton le membre greffé, attendu qu'une chaleur modérée a une action bienfaisante sur les tissus transplantés.

Une compression légère et régulière du pansement aidera à l'adhérence des greffes, tout en modérant la sécrétion de la plaie.

L'immobilité de la partie greffée aidera puissamment à la réussite ; elle devra être prolongée, quelle que soit la région sur laquelle les lambeaux ont été transplantés.

Faut-il renouveler souvent le pansement? Si le chirurgien est sûr de l'asepsie de la plaie, il devra retarder le pansement jusqu'au septième ou huitième jour, car les néocapillaires qui vont nourrir les greffes demandent pour se former quatre jours environ, d'après les recherches de Djatschinsko. Les pansements seront rares.

Si, au contraire, la plaie suppure, le pansement devra plus fréquemment être renouvelé, pour éviter la stagnation du pus.

Comme soins consécutifs, il sera utile et nécessaire, les premiers mois surtout, de protéger le nouveau tégument

contre les traumatismes, même légers, qui pourraient compro-
mettre les adhérences.

Quant à la surface qui a fourni les greffes, le chirurgien la
pansera d'une façon très aseptique à la gaze iodoformée. Un
seul pansement est d'ordinaire suffisant.

B. — Greffes animales

La plupart des règles que nous venons d'indiquer concernant les greffes humaines s'appliquent, bien entendu, aux
greffes animales ; aussi serons-nous bref sur ce second paragraphe.

Le chirurgien qui a recours aux greffes animales doit prendre de préférence des animaux jeunes et vigoureux. La surface
à greffer étant préparée comme nous l'avons dit plus haut, le
chirurgien peut faire appel à différentes espèces animales pour
tailler ses lambeaux : les observations que nous publions en
font foi. Mais, quel que soit l'animal qui doit fournir les
greffes, il sera d'abord immobilisé, puis la région sur laquelle
on va les tailler sera soigneusement rasée ou débarrassée des
plumes s'il en existe.

L'épiderme sera débarrassé des produits de sécrétion ou de
desquamation par des frictions à l'eau savonneuse tiède ; au
besoin, un lavage à l'éther servira à dissoudre les corps gras,
et un dernier lavage avec la solution de sublimé au millième
assurera l'antisepsie de la région.

Les précautions indiquées dans le paragraphe précédent,
concernant les instruments et les mains de l'opérateur, seront
prises.

Taille des lambeaux. — Nous avons eu recours, comme nous
l'indiquons dans nos expériences et dans nos observations, à

l'anesthésie locale par le chlorure d'éthyle, pour la taille de nos lambeaux sur les téguments du *cobaye*, du *lapin* et du *chat*. Nous avons pu ainsi obtenir facilement avec le rasoir, selon le procédé de Thiersch, des lanières de 4 centimètres de long sur 2 de large. En outre des téguments, les muqueuses ont été employées.

La conjonctive du lapin a été utilisée en chirurgie oculaire par de Wecker, Gillet de Grammont, de Wolf et Becker. Wœlfer a emprunté pour ses greffes muqueuses des lambeaux à la vessie et à l'œsophage du même animal.

Follet et Houzé de l'Aulnoit ont employé la muqueuse buccale de bœuf. Redard, Bilhaut, Loupiat et Aldrich ont eu recours au pigeon et au poulet.

Personnellement, nous avons employé des moineaux dans nos expériences.

Si l'on recourt aux volatiles, on taillera sur la surface interne de l'aile, dans le creux axillaire, des lambeaux de 1 à 2 centimètres carrés, en évitant d'emporter en même temps le tissu cellulo-graisseux.

Kiriach a employé avec succès, à deux reprises, des fragments d'épiploon de mouton.

Mais le plus grand nombre des observations de greffes animales se rapportent à la grenouille.

Certains auteurs, Dubousquet-Laborderie entre autres, font une sorte de semis en étalant sur la plaie des cellules épidermiques obtenues par le raclage des téguments de la grenouille. Mais la plupart des chirurgiens emploient le procédé d'Auguste Reverdin, qui consiste à tailler sur le ventre de la grenouille, à l'aide du bistouri ou des ciseaux, de petits lambeaux d'un demi à un centimètre carré.

On choisit de préférence la paroi abdominale, parce qu'il

est facile de la faire saillir et que sa coloration est moins foncée.

Baratoux a emprunté des lambeaux à la membrane interdigitale et à la membrane clignotante pour faire des occlusions du tympan.

Wœlfler a utilisé la muqueuse de l'estomac de la grenouille.

Quel que soit le lambeau employé, tégument ou muqueuse, il faut appliquer le lambeau dès qu'il est taillé, en ayant soin que sa surface cruentée réponde exactement à la perte de substance. On évitera que la greffe ne se recroqueville en l'étalant convenablement.

En employant les animaux, on peut, comme pour les greffes humaines, ou pratiquer un semis de petites greffes épithéliales, comme Reverdin, ou recouvrir toute une plaie de longues et larges lanières dermo-épidermiques, en les imbriquant à la méthode de Thiersch.

Les pansements et les soins consécutifs à l'application des greffes animales seront semblables à ceux que nous avons indiqués à propos des greffes humaines.

CHAPITRE III

PROCESSUS MACROSCOPIQUE ET HISTOLOGIQUE DES GREFFES

1° Greffes Humaines

Lorsque le chirurgien emploie des greffes dermo-épidermiques humaines pour recouvrir une surface cruentée, il doit, sous peine d'insuccès, connaître ce qui se passe, au point de vue histologique surtout, entre le lambeau transplanté et le lit qu'il lui a préparé. Des notions microscopiques qui se passent entre les deux surfaces en présence découlent des préceptes qui ont une grande importance clinique car ce sont elles qui ont permis d'escompter la réussite des greffes en indiquant les règles qu'il est nécessaire au praticien de se rappeler. La marche macroscopique et surtout l'évolution microscopique des greffes ont été résumées et bien mises au point par M. le professeur Forgues et par Bessière son élève. Nous ne saurions mieux faire que de reproduire en partie leur étude, basée sur les travaux de Garré, de Jungengel, de Karg et surtout de Goldmann.

« Entre les deux surfaces vives, il existe une couche inter-médiaire plus ou moins épaisse formée par un réticulum fibrineux qui contient dans ses mailles du plasma sanguin et des globules rouges. Plus cette lame résultant de l'hémorragie des

bourgeons est mince, plus l'adhésion des greffes est sûre ;
de là l'utilité d'une exacte hémostase. Aux premières heures
on observe du côté de la surface greffée une prolifération
active des cellules conjonctives et des cellules endothéliales
des vaisseaux ; du côté de la greffe, des cellules migratrices.
La greffe à ce moment est peu vivace ; cependant dès la neu-
vième heure, Garré a vu des cellules à noyaux multiples y péné-
trer en suivant les anciens vaisseaux ; elles arrivaient de la
plaie après avoir traversé le réticulum.

Puis, la couche cornée des lambeaux se ramollit, se sou-
lève ; par points, des phlyctènes la détachent. Il ne reste plus
alors que la partie superficielle du derme, recouverte par
quelques cellules de la couche malpigienne. Au deuxième et
au troisième jour, les éléments fibro-plastiques sont abon-
dants ; les globules sanguins disparaissent. Vers le quatrième
jour, des vaisseaux de nouvelle formation abordent la face
profonde de la greffe, qui est le siège d'une prolifération
assez marquée, aboutissant à la formation de bourgeons mou-
lés sur la surface cruentée de la plaie, en même temps que
l'exsudat intermédiaire se résoibe. Peu à peu la couche cornée se répare ; les vaisseaux anciens disparaissent par places ;
ceux de la nouvelle formation arrivent jusqu'aux papilles ;
une lame de tissu conjonctif ferme remplace la couche intermédiaire. Dès ce moment, la greffe est nourrie par ses néocapillaires. Vers le quatrième ou cinquième mois, l'exsudat
intermédiaire a complètement disparu ; ces délais se subor-
donnent toutefois à son abondance et, comme cet exsudat
fait place à du tissu conjonctif, on conçoit que moins sa quantité a été grande, moins la peau nouvelle est menacée de
rétraction. Une double indication pratique s'en déduit : il faut
assécher avec soin la couche avivée des bourgeons et pendant
les premiers mois, épargner toute irritation à la jeune cicatrice.

« Les transplants nécessitent, en général, une vingtaine de
jours pour prendre et vivre ; sur les plaies fraîches, cette prise
s'accélère. On reconnaîtra, à leur couleur jaunâtre, les lambeaux flottants qui ne se greffent point ; les lanières viables
sont rosées et adhérentes. Dès le quatrième jour, cette adhérence est capable de résister à une légère friction. Sous le
protective, vous trouverez, aux premiers pansements, la
couche cornée sous forme de détritus blanchâtres, de minces
lambeaux flottants, qui se détachent sous un jet très doux de
solution chlorurée sodique stérile. Si les greffes n'ont pas été
justement juxtaposées ou, pour mieux dire, imbriquées, des
espaces linéaires rougeâtres les séparent : ils correspondent à
des granulations intercalaires qui retardent la réparation. Du
reste, même dans une greffe parfaite, les lignes tangentes des
transplants forment des traînées plus colorées, surtout apparentes dans les premiers jours ; car, à mesure que l'organisa-
tion se fait, elles pâlissent et s'effacent ; toutefois, la peau
nouvelle montre, pendant un certain temps, les rayures qui
lui correspondent et tranche sur le tégument voisin par sa
coloration pâle et par son aspect vernissé. La sensibilité y
met longtemps à apparaître. La résistance de ce nouveau
tissu est variable : il est solide sur les plaies fraîches ; il
reste fragile après la greffe des vieilles brûlures, dans les
régions exposées à des frottements ou à des contusions, sur
les jambes des variqueux ; mais, dans tous ces cas, c'est au
terrain lui-même qu'il faut s'en prendre. »

Il y a donc deux périodes dans le processus histologique
des greffes. Dans la première, période exsudative, la couche
interne de la greffe ne se nourrit que par imbibition, tandis que
sa surface extérieure se desquame : la greffe est encore peu
adhérente ; dans la deuxième, période de néovascularisation,
l'exsudat disparaît, de jeunes vaisseaux se forment par karyo-

kinèse des parois des vaisseaux préexistants, un nouveau réseau vasculaire envoie des prolongements dans les papilles qui s'organisent mieux et l'épithélium reprend ses caractères normaux. Les conditions essentielles pour la réussite des greffes sont donc : 1° De rendre bien exsangue la surface avivée des bourgeons charnus et d'enlever les petits caillots qui peuvent s'y trouver ; 2° de ne pas employer des antiseptiques dont l'action kératolytique nuirait fatalement soit à la mitose des cellules migratrices, soit à celle des cellules endothéliales des vaisseaux, puisqu'elle les détruit ; 3° d'éviter que la jeune greffe ne subisse des chocs, même légers, car les adhérences simplement exsudatives du début, puis néovasculaires des premiers jours, pourraient être rompues ; aussi est-il utile d'immobiliser la partie greffée et est-il prudent de ne pas procéder au deuxième pansement avant le septième jour.

Le travail histologique qui se passe entre les deux surfaces mises en présence et que nous venons de résumer est le même que l'on ait appliqué de grands lambeaux dermo-épidermiques, imbriqués à la méthode de Thiersch, ou de plus petits lambeaux, toujours dermo-épidermiques, mais espacés comme nous l'avons fait. Seulement, dans ce dernier cas, les intervalles non greffés subissent évidemment l'évolution des plaies livrées à la cicatrisation, c'est-à-dire à la réunion par seconde intention.

Quant aux greffes de Reverdin pures, lorsqu'elles réussissent, il s'établit une réunion par première intention entre les bourgeons charnus et les cellules épidermiques transplantées qui sont nourries par imbibition.

2° Greffes animales

Que se passe-t-il au niveau des greffes animales ? Le plus souvent elles ne prennent pas ; aussi dans le plus grand nombre des cas, on observe d'abord la décoloration des lambeaux transplantés; puis, l'épiderme se fronce, il se ternit, et prend une teinte variable selon l'animal qui a fourni la greffe. Si c'est un lambeau de peau de grenouille on le voit revêtir l'aspect jaunâtre d'une feuille morte, puis ressembler à une peau lézardée ; si c'est un lapin, un cobaye, un chat, etc., qui a été employé, la greffe prend une teinte brunâtre ; l'épiderme, dans tous ces cas meurt puis se détache en plusieurs morceaux ou en totalité. Il reste en dessous une masse plus ou moins mollasse, vestige de ce qui fut le derme. Cette masse, dans les cas fréquents d'insuccès, se ramollit de plus en plus, elle subit une dégénérescence granulo-graisseuse, les globules blancs l'envahissent elle est morte et ce « cadavre de greffe », selon l'expression du professeur Cousin, reste adhérent à un pansement qui l'entraîne ; d'autre fois, la greffe animale paraît devoir réussir: quelques filaments fibrineux la font adhérer à la surface sous-jacente, mais ces adhérences sont éphémères si aucun lien vasculaire ne vient bientôt la rattacher à la partie cruentée ; dans ces cas, la greffe subit une sorte de destruction moléculaire, elle se résorbe lentement, et son atrophie graduelle aboutit à une disparition complète : il y a manque d'affinité entre les deux surfaces.

Si au contraire la greffe animale doit survivre, on voit, comme

le dit A. Reverdin « que la greffe présente à la surface un ou
deux petits points rouge vif. Le surlendemain ces points sont
étendus et bientôt la greffe entière a pris une coloration rosée
de bon augure. Si l'on suit pas à pas la marche du phénomène,
on s'aperçoit bientôt que ces transformations sont dues à de
petits vaisseaux qui ont pénétré la greffe par sa profondeur
pour lui fournir les aliments nécesaires à sa subsistance. »
Puis ces greffes deviennent de vrais centres de cicatrisation et
de leurs bords s'étend un nouvel épiderme qui finira comme
pour les greffes humaines, par recouvrir la plaie, si les greffes
sont nombreuses ou si elles ont été répétées à temps. Lartail,
en effet, a observé que les greffes animales ont une tendance
à ne pas produire en 15 jours plus de trois centimètres d'épiderme en dedans des bords primitifs de la plaie.

Quelque soit l'animal qui a fourni le lambeau, si celui-ci
a survécu, l'épiderme qui se développe a toujours le même
aspect, les mêmes caractères ; c'est un épiderme de cicatrice.
Si la greffe a été empruntée à un animal à tégument coloré
(chat ou lapin noir, grenouille, etc.) le lambeau perd peu à
peu sa coloration, il pâlit ; la cicatrice devient à la longue
plus blanche que la peau normale, elle est un peu gaufrée, ce
qui doit tenir probablement, comme le pense Lartail, à l'ab-
sence de poils et d'appareils glandulaires dans ce tissu de
nouvelle formation. Par la suite, le nouvel épiderme tend à
s'exfolier comme dans toutes les greffes, mais pour les greffes
animales, comme Lartail l'a remarqué, les phénomènes de
desquamation de la couche cornée sont plus intenses et plus
prolongés.

La nouvelle cicatrice résultant de l'application des greffes
animales, est-elle sensible ? Lartail a suivi ses opérés pendant
trois mois et après ce temps, l'examen de la cicatrice lui
montre qu'elle n'est sensible ni à la douleur ni à la tempéra-

ture ni au contact. Dubousquet-Laborderie qui a suivi ses greffés plus longtemps, six mois à un an, a constaté qu'au bout de cinq à six mois la sensibilité était redevenue absolument normale au niveau de leurs cicatrices. Il en est de même dans l'observation de Miles, publiée le 15 mars 1890 dans *The Lancet*, après l'application de greffes de peau de chien. Ces résultats sont intéressants.

CHAPITRE IV

OBSERVATIONS

Observation Première
(Personnelle)

Zoogreffes. — Peau de grenouilles

La jeune L. N., âgée de 5 ans, entre au pavillon Vidal de l'hôpital de la Conception le 15 décembre 1895 pour une brûlure du troisième degré occasionnée par l'inflammation d'une lampe à pétrole. Cette brûlure occupe la plus grande partie de la fesse droite et s'étend du côté de la région trochantérienne.

Lorsque nous voyons cette enfant pour la première fois, le 10 février 1896, nous constatons qu'il existe une vaste perte de substance à forme quadrilatérale ayant 0,20 centimètres dans le plus grand diamètre sur 0,15 centimètres de large. Les bords sont irréguliers, dentelés, déchiquetés; la surface est anfractueuse et formée de bourgeons charnus, blafards, pâles, de consistance molle. Par places, nous remarquons des îlots grisâtres constitués par du magma coagulé.

Comme état général, cette enfant est pâle, de tempérament lymphatique : pas d'antécédents pathologiques.

Le traitement local conseillé par le docteur Lauzet, chef de service, consiste en irigations d'eau boriquée chaude à

30 p. 1.000 et en pansements humides avec la même solution.

Sous l'influence de ces applications nous avons vu la suppuration diminuer peu à peu, bien que lentement ; les bourgeons charnus sont moins blafards ; mais comme ils n'ont qu'une faible tendance à se cicatriser, nous avons pratiqué tous les quatre ou cinq jours, des cautérisations légères au nitrate d'argent pour activer leur vitalité.

Les bords de la brûlure sont encore irréguliers et présentent une couleur violacée.

Le 16 mars 1896, nous voyons que le travail de réparation est toujours lent à se produire, la cicatrisation par les bords de la plaie est pénible, difficile ; aussi appliquons-nous ce jour-là, sur les conseils de notre chef de service des greffes de peau de grenouille, après avoir eu la précaution de préparer convenablement le champ opératoire en prenant toutes les précautions d'usage.

Nous taillons sur le ventre et sur la région interne des cuisses de grenouilles seize lambeaux ayant un centimètre carré environ et après les avoir appliqués au niveau des parties les plus vivaces de la plaie, en les écartant nous les recouvrons de bandelettes d'étain stérilisées sur lesquelles nous appliquons un pansement de gaze salolée.

Le 21 mars nous constatons en défaisant le pansement que des seize greffes, deux seulement sont adhérentes ; les quatorze autres se sont recroquevillées et ne présentant plus de vitalité se trouvent sur la gaze du pansement.

Les deux greffes vivaces sont à 0,10 centimètres l'une de l'autre.

Le 28 mars, nous voyons que ces deux greffes persistent bien qu'elles paraissent diminuées de diamètre, et leur vitalité est accusée par une fine pellicule périphérique qui indique un travail utile de réparation épithéliale.

Encouragé par ce succès partiel, nous procédons, ce même jour, à une nouvelle application de huit greffes de peau de grenouille.

Malgré toutes les précautions prises, nous voyons à regret, le 2 avril, qu'aucune de ces dernières greffes n'a persisté; elles sont toutes adhérentes au pansement.

Devant cet insuccès les greffes animales sont abandonnées mais l'on continue les pansements humides fréquemment renouvelés.

Nous devons dire que les deux greffes de la première série continuent à s'étaler; les îlots épidermiques gagnent peu à peu le bord de la plaie, voisin de leur périphérie.

L'enfant L. N. a été soumise dès le début à un traitement tonique grâce auquel ses forces se sont relevées.

Sous l'influence des traitements local et général les bourgeons charnus devenus plus francs ont travaillé utilement à la réparation et des bords est parti un liseré cicatriciel grâce auquel la plaie s'est rétrécie de jour en jour quoique très lentement.

Le 16 juin, c'est-à-dire six mois après l'accident, l'enfant L. N. sortait de l'hôpital, la plaie complètement guérie mais recouverte d'une cicatrice mince, fragile, irrégulière, adhérente aux tissus sous-jacents.

Nous reconnaissons encore les deux points où les greffes de peau de grenouille se sont développées; à ce niveau, la cicatrice paraît plus solide et plus résistante.

Observation II

(Personnelle)

Greffes humaines.

Le nommé M., âgé de 36 ans, chauffeur, est victime le 5 janvier 1897 d'un accident à bord du navire où il est occupé. Un jet de vapeur dû à une fuite l'a gravement brûlé.

Le blessé, transporté à la salle Saint-Jean-Baptiste à l'hôpital de la Conception, présente sur la face antérieure de la cuisse gauche, à sa partie moyenne, une vaste brûlure aux 2e et 3e degrès, entourée d'un érythème très prononcé. Nous procédons à un pansement au liniment oléocalcaire recouvert de ouate. Ce pansement est remplacé les jours suivants, par des compresses humides.

Le 25 janvier, la plaie est détergée ; elle présente une surface cruentée à forme elliptique ayant 15 centimètres dans son plus grand diamètre et 10 centimètres dans le plus petit. La plaie est vivace, les bourgeons charnus sont de bonne nature et les bords présentent un liseré caractéristique de cicatrisation.

Dans le but d'activer la guérison, nous pratiquons le 25 janvier, après toutes précautions prises, six greffes dermo-épidermiques d'après la méthode de Thiersch. Les lambeaux sont pris sur la cuisse droite de notre malade. Chacun de ces lambeaux avait 3 cent. 1/2 environ de long sur 1 cent. de large.

Le 28 janvier, c'est-à-dire 3 jours après l'application des greffes, lorsque nous enlevons le pansement, nous constatons avec satisfaction que cinq de celles-ci sont adhérentes à la plaie. Ces greffes ont contribué puissamment à la cicatrisation ;

nous avons vu partir de leur périphérie un liscré légèrement bleuâtre de tissu épithélial qui recouvrait au fur et à mesure les bourgeons charnus voisins.

15 Février. — L'espace laissé libre entre les greffes s'est rétréci peu à peu, des ponts épidermiques réunissent nos greffes ; trois d'entr'elles sont déjà en continuité avec les bords de la plaie.

Le 28 février, la plaie est en grande partie cicatrisée ; il ne reste que quelques bourgeons charnus exubérants, disséminés ou réunis en groupe, nous les cautérisons pour les réprimer.

5 mars. — La plaie est complètement guérie. La cicatrice qui la recouvre est rosée, un peu tendue sur les bords ; mais dans le reste de la surface elle est lisse, régulière, assez souple, non douloureuse, résistante.

10 mars. — Le malade sort de l'hôpital.

Observation III
(Personnelle).

La nommée O..., Marguerite, âgée de 28 ans, est ouvrière dans une raffinerie de sucre.

Cette femme, que nous voyons pour la première fois le 10 avril 1901, présente un ulcère variqueux datant de huit ans, siégeant à la face antéro-interne de la jambe droite à l'union du tiers moyen et du tiers inférieur.

Antécédents. — Son père est mort d'accident, sa mère est décédée à la suite de couches.

Notre malade a eu une fièvre typhoïde à huit ans. Dès l'âge de 17 ans, elle a remarqué qu'elle était atteinte de varices des deux membres inférieurs. Nous devons dire que sa profession l'oblige, depuis plusieurs années, à se tenir constamment debout.

Elle s'est mariée à 23 ans ; elle a eu trois enfants, tous bien portant actuellement. Les grossesses et les suites de couches ont été normales.

Il y a huit ans, à la suite d'un traumatisme léger, il se fit, au niveau de l'ulcère actuel, une petite excoriation à laquelle la malade ne prit point garde tout d'abord ; puis une eschare se forma, agrandissant encore par sa chûte la perte de substance ; enfin l'ulcère est constitué, il suppure abondamment, saigne au moindre contact et gagne en surface et en profondeur.

Le 10 avril, à notre premier examen, nous constatons, sur la région antéro-interne de la jambe droite, une perte de substance ayant la forme d'un triangle isocèle dont les angles sont légèrement arrondis et dont la hauteur mesure 5 centimètres et demi, tandis que la base est de 4 centimètres et demi. Les bords, violacés, sont comme découpés et taillés à pic, surplombant une surface grisâtre, sanieuse, anfractueuse, sur laquelle, à côté de saillies fongueuses, on constate des dépressions remplies d'une matière blanchâtre et putride. Ces dépressions sont surtout remarquables par leur étendue et leur profondeur vers l'angle supérieur de la plaie, la région de la base étant, au contraire, riche en saillies fongueuses. Enfin, sur le pourtour de cette vaste perte de substance, la peau est épaissie, d'une dureté ligneuse, absolument glabre, d'une coloration lie de vin. Nous remarquons, sous les téguments de la jambe malade, d'énormes dilatations veineuses, formant un vaste réseau de varices.

Notre malade a subi, depuis qu'elle porte son ulcère, divers traitements qui, dit-elle, n'ont produit aucune amélioration. Il est juste de remarquer, cependant, que ces divers traitements n'ont jamais été favorisés par un repos absolu long-temps continué. D'une condition très modeste, mère de trois enfants, cette femme n'a jamais cessé, sauf pendant de rares et courtes périodes, de subvenir par un travail pénible aux besoins de sa famille.

Désirant, dans l'intérêt de la malade et dans le but d'acti-ver la cicatrisation de cet ulcère, faire des greffes, nous pré-parons le terrain en conseillant un repos absolu de la jambe malade et des pansements humides boriqués et chauds, fré-quemment renouvelés. Comme traitement interne, nous pres-crivons 0 gr. 50 centigr. puis 1 gr. d'iodure de potassium par jour.

Sous l'influence de ces traitements local et général, l'ulcé-ration prend un meilleur aspect : la surface se déterge et ne suppure plus, elle devient rosée et se couvre de bourgeons charnus de meilleure nature. Toutefois, nous ne constatons aucune apparence de liseré cicatriciel périphérique.

Le 20 avril, après avoir soigneusement lavé la plaie, au moyen d'eau savonneuse chaude d'abord et ensuite d'eau bouillie salée à 7 gr. pour 1.000, nous pratiquons un léger curettage des bourgeons charnus, selon le procédé de Thiersh, afin de pouvoir faire les greffes suivantes. Sur la surface cruentée, ainsi préparée, nous appliquons des zoogreffes et des greffes humaines : 1° Trois lambeaux de peau sont pris sur l'abdomen d'une grenouille ; chacun de ces lambeaux a 1 cmq environ. Nous les étalons vers la partie supérieure de la perte de substance.

2° Dans la moitié inférieure de la plaie nous appliquons deux lambeaux dermo-épidermiques de 2 cmq chacun. Ces lambeaux nous sont fournis par la malade ; nous les taillons sur la face postérieure de l'avant-bras gauche, que nous avons anesthésiée préalablement au chlorure d'éthyle.

Cette anesthésie locale supprime non seulement la douleur, mais elle nous permet de tailler très facilement nos lambeaux, qui, étant appliqués immédiatement, ne se recroquevillent pas. Nous recouvrons le tout d'une lame de gaze salolée, trempée dans la solution saline physiologique ; nous la fixons sur les bords avec du collodion. Nous appliquons par-dessus un pansement humide, qui est imbibé de temps en temps, par la malade, avec la solution saline.

Le 22 avril, en enlevant le pansement, nous constatons que la plaie a un peu suppuré, et, à notre grand étonnement, nous ne trouvons plus trace de nos trois zoogreffes. Nos lambeaux de peau de grenouille sont remplacés par un magma jaunâtre n'ayant aucune adhérence avec les bourgeons sous-jacents. Par contre, nos lambeaux dermo-épidermiques sont pleins de vitalité. Nous constatons qu'ils adhèrent parfaitement aux bourgeons charnus. Les pansements humides sont continués.

Le 25 avril. — Le magma résultant des zoogreffes a disparu. Nous remarquons que les bords de nos greffes humaines paraissent s'étaler en se fondant sur les bourgeons environnants.

Le 1er mai. — La plaie est uniformément bourgeonnante. Les bourgeons sont de bonne nature, rosés, très actifs. Les dépressions si anfractueuses de l'angle supérieur se sont comblées. A la périphérie de la perte de substance, nous constatons un liséré cicatriciel très marqué. Nos deux greffes de Thiersh ont proliféré, elles se sont agrandies en surface. Celle de droite, très solide, est reliée par des ramifications très nombreuses à la portion la plus rapprochée de la périphérie. On peut dire que la région inférieure de la plaie est cicatrisée. La plaie ne suppure plus.

En présence de l'insuccès des zoogreffes et encouragé par le bon résultat de nos deux greffes humaines, nous appli-

quons à la partie supérieure de la plaie trois lambeaux dermo-
épidermiques que nous prenons, après anesthésie locale au
chlorure d'éthyle, sur la face dorsale de l'avant-bras droit de
notre malade. L'un de ces lambeaux, long de 2 cent. 1/2,
large de 1 cent., part du bord supérieur de nos premières
greffes et abouti à 1 cent. 1/2 de l'angle supérieur ; ce lambeau longe parallèlement le côté gauche de la plaie ; les deux
autres lambeaux, plus petits, de 1 cmq, sont placés sur le
côté droit du premier, l'un en haut, l'autre en bas. La perte de
substance primitive est aussi considérablement diminuée.

Le 3 mai. — Les trois nouvelles greffes ont très bien tenu,
elles sont adhérentes, pleines de vitalité. Les anciennes
greffes humaines continuent leur travail de prolifération. Un
liséré légèrement bleuâtre occupe leur périphérie. Ces greffes
s'étalent en surface.

Le 5 mai. — Pour combler les espaces laissés libres entre
les précédentes greffes humaines, nous appliquons quatre
nouvelles zoogreffes ; nous les taillons sur la région dorsale
d'un cobaye. Chacun de ces lambeaux est dermo-épidermique
et a un demi-centimètre carré environ.

Le 8 mai. — Nous constatons que ces quatre zoogreffes
n'ont pas tenu ; elles sont remplacées par un magma blanchâtre sans vitalité ; on dirait que ces greffes se sont fondues.
Il reste encore à la partie supérieure de l'ulcère primitif une
perte de substance triangulaire ayant un centimètre et demi
d'étendue. Notre malade, très encouragée par les succès de
ses propres greffes, nous demande, pour activer la cicatrisation, d'appliquer une dernière greffe que nous prenons sur la
face dorsale de son avant-bras droit.

Nous taillons en cette région un lambeau dermo-épidermique de 1 cmq., toujours après anesthésie locale, et nous
l'appliquons à l'angle supérieur de la plaie.

Nous devons dire qu'au niveau des bords de la plaie, dans sa moitié supérieure, nous constatons un travail utile d'épidermisation indiqué par un liséré qui s'avance de plus en plus vers les greffes adhérentes.

Le 11 mai. — Notre dernière greffe humaine a très bien tenu.

Le 15 mai. — Cette greffe, dont le travail est très actif, comble en grande partie le reste de la surface bourgeonnante.

Le 18 mai. — Nous constatons avec satisfaction que la plaie n'existe plus, la cicatrisation est complète, on ne distingue pas les greffes les unes des autres, leurs bords se sont soudés intimement pour ne produire qu'une cicatrice uniforme, souple et non douloureuse au toucher.

Le 11 septembre. — Nous revoyons une dernière fois la malade ; les greffes ont très bien tenu et, à la place de la plaie, nous trouvons une peau de couleur rosée, mobile sous les parties sous-jacentes. La jambe est maintenue par un bas à varices, pour faciliter la circulation veineuse.

Observation IV

(Personnelle)

En mai 1901, l'enfant M..., âgé de 5 ans, recevait sur la jambe droite l'eau bouillante d'une marmite à côté de laquelle il jouait. A la suite de cet accident, une brûlure du deuxième degré occupait la partie moyenne de la face externe de ladite jambe sur une étendue de 6 cmq. environ.

Le 8 juin. — Lors de notre première visite, nous constatons que l'enfant a un état général précaire ; il a tous les stigmates de la scrofulose : engorgement ganglionnaire, kératite ulcéreuse, membres amaigris, etc. La plaie produite par la brûlure n'a aucune tendance à se cicatriser ; elle revêt l'aspect d'un ulcère ; les bords sont rouges, irréguliers, avec des traînées de lymphangite. Sous l'influence de pansements antiseptiques, cette perte de substance présente, quelques jours après, un meilleur aspect.

Le 20 juin. — La surface de la plaie présente une tendance à bourgeonner normalement. Nous appliquons des pansements au salol et au coton boriqué.

Le 30 juin. — Les bourgeons charnus ont bonne apparence, mais la cicatrisation par les bords marche très lentement et, pour la favoriser, nous appliquons ce jour-là six greffes de peau de grenouille recouvertes du même pansement.

Ces greffes avaient un demi-centimètre carré environ.

Le 4 juillet. — Au matin, nous constatons que sur les six greffes, cinq se sont détachées de la plaie ; elles sont adhérentes au pansement ; la sixième a une couleur jaunâtre, elle est ratatinée et glisse sous le doigt.

Devant cet insuccès, nous procédons le lendemain, 5 juillet, à l'application de cinq greffes humaines prises sur l'avant-bras gauche de la mère. Ces greffes dermo-épidermiques sont taillées après anesthésie locale au chlorure d'éthyle ; elles ont un centimètre de long environ, sur un demi-centimètre de large.

Le 8 juillet. — Nous constatons, lors du premier pansement, que nos cinq greffes humaines sont adhérentes ; il ne reste plus trace de la dernière greffe animale.

Le 15 juillet. — La plaie a diminué d'étendue ; les bords sont le siège d'un liséré cicatriciel marchant vers le centre, et les cinq greffes ont produit un travail actif d'épidermisation. Les greffes sont rosées, l'épiderme primitif s'est exfolié.

Le 30 juillet. — Il ne reste de la perte primitive de subs-

tance que deux petites plaies de un centimètre carré environ.
Les greffes, en se réunissant entre elles et aux bords, ont recouvert le reste de l'étendue de la plaie.

Le 12 août. — La perte de substance est complètement cicatrisée. La surface est recouverte d'une peau lisse, rosée,
légèrement mobile sur les parties profondes.

Observations V et VI

(de M. le Professeur G. Cousin, in *Nouveau Montpellier médical*, 20 octobre 1894.

(Résumées.)

La dame B...., 60 ans, et le sieur C..., 42 ans, victimes
d'une explosion de gaz le 5 juillet 1893, sont atteints de brûlures des 1er, 2e, 3e et 4e degrés à la tête, au cou, à la partie
supérieure de la poitrine et du dos, et aux membres inférieurs.

Au début, complications graves. Les tissus splacélés résultant des brûlures des 3e et 4e degrés et siégeant aux membres
supérieurs étaient éliminés le 30 juillet.

Le sieur C... avait à cette époque une plaie de 15 centimètres de long sur 7 centimètres de large à la face externe du
bras gauche et de larges plaies à la face postérieure de chaque
avant-bras.

La dame B... a sur les avant-bras de semblables plaies, se
prolongeant sur les mains. Une plaie de 6 centimètres de long
sur 4 centimètres de large occupe le front, et une autre, longue
de 5 centimètres, large de 3 centimètres, siège à la partie supérieure de la poitrine.

Sous l'influence de pansements antiseptiques humides, les
plaies se détergent et, pour favoriser la cicatrisation, M. le
professeur Cousin applique sur les plaies de chaque brûlé des

zoogreffes et quelques greffes humaines difficiles à se procurer. En voici la marche :

12 août. — Première application de 25 greffes animales,
dont 15 greffes de peau de grenouille sur les plaies du sieur
C... et 10 sur celles de la dame B...

17 août. — Sur les 25 greffes, 8 seulement sont adhérentes.

2ᵐᵉ application de 35 zoogreffes, dont 20 pour le sieur C...
et 15 pour la dame B...

Sur ces 35 zoogreffes, il y a 15 lambeaux pris sur la muqueuse buccale de lapin, 10 sur la peau des aisselles de jeunes
poulets et 10 autres sur les parois abdominales de 2 grenouilles.

26 août. — 3 greffes seulement de la première série ont
persisté.

Sur les 35 greffes de la deuxième série, 17 paraissent adhérentes.

25 greffes humaines dermo-épidermiques sont appliquées ;
elles sont petites, le procédé de Thiersch-Ollier n'ayant pas
été accepté. Une troisième série de 15 zoogreffes est formée
par 2 lambeaux de mésentère de lapin, 4 par la conjonctive oculaire et 9 par la peau de grenouille.

Le 10 septembre. — L'auteur constate que, sur les 75 greffes animales, formant les trois précédentes séries, 10 seulement ont adhéré (7 greffes de peau de grenouille et 3 de muqueuse buccale de lapin), tandis que sur 25 greffes humaines,
24 sont très actives. Les greffes humaines présentent une
forme plus vigoureuse et un travail plus actif que les greffes
animales.

Le 20 octobre. — Les plaies des deux brûlés sont cicatrisées.

Le 5 décembre. — La dame B..., qui n'a pas voulu garder

l'appareil plâtré destiné à éviter une position vicieuse, présente trois brides cicatricielles à la face dorsale du poignet droit maintenant la main en extension forcée sur l'avant-bras. Après anesthésie, M. le professeur Cousin enlève au niveau du poignet un lambeau de 4 centimètres de long sur 3 de large, comprenant toute l'épaisseur des brides cicatricielles. Après avoir fixé la main dans la demi-flexion par un appareil plâtré, 8 greffes humaines dermo-épidermiques sont appliquées sur la nouvelle plaie.

Le 28 décembre. — Ces 8 greffes ont prospéré, la plaie chirurgicale est guérie et les mouvements articulaires redeviennent faciles. Il y a donc eu, en résumé, chez ces deux brûlés, 32 succès sur 33 greffes humaines, alors que sur 75 greffes animales, 10 seulement ont paru produire un travail utile.

Observation VII

(De M. le professeur G. Cousin, In *Nouveau Montpellier Médical*, 20 octobre 1894.)

15 mars 1894. — S..., 62 ans, cuisinier, a des ulcères variqueux à la face interne des deux jambes. A droite, l'ulcère a huit centimètres de long sur cinq de large. Les bourgeons sont grisâtres et les bords décollés.

5 avril. — Après préparation du terrain, application de six greffes de peau de grenouille sur la plaie de la jambe droite et de huit greffes humaines sur la plaie de la jambe gauche.

15 avril. — Deux zoogreffes seulement sont adhérentes et sur les huit greffes humaines six sont prospères.

Application d'une deuxième série de six greffes de peau de grenouille sur la plaie gauche et de huit greffes humaines sur la plaie droite.

30 avril. — Les greffes humaines sont toutes vivaces et les six dernières zoogreffes n'ont pas tenu.

20 mai. — La cicatrisation des plaies est complète, le sieur S... porte des bas élastiques, et, en juillet, la guérison se maintient bien.

En résumé, sur douze greffes animales deux seulement ont tenu, tandis que sur les seize greffes humaines quatorze ont produit un travail utile.

Observation VIII

(De M. le professeur G. Cousin, In *Nouveau Montpellier Médical*, 20 octobre 1894.)

10 mai 1894. — L'enfant B..., âgé de 7 ans, est atteint d'une fracture comminutive double de la jambe droite. Cette fracture, accompagnée d'un vaste épanchement sanguin, se complique de deux plaques de sphacèle, dont l'une siégeant à la face interne de la jambe fracturée, a dix centimètres de long sur cinq de large, et l'autre qui occupe le bord interne du pied droit a six centimètres de long sur deux de large.

6 juin. — Les tissus sphacélés sont éliminés, les téguments seuls ont été atteints, la fièvre a cessé. Pansement antiseptique, appareil plâtré.

30 juin. — Les fractures sont consolidées, les plaies présentent des bourgeons de bonne nature, plus de suppuration. Dix greffes de peau de grenouille sont appliquées sur les plaies.

8 juillet. — Trois zoogreffes seules sont adhérentes.

Deuxième série de dix greffes animales, dont six prises sur la muqueuse buccale et quatre sur la conjonctive de lapins.

23 juillet. — Deux greffes de peau de grenouille de la pre-

mière série seules ont proliféré, et des dix greffes animales de la deuxième série il n'en reste qu'une seule.

Ce même jour, douze greffes dermo-épidermiques humaines sont appliquées.

30 juillet. — Les trois greffes animales sont vivaces et sur les douze greffes humaines, onze sont très actives.

20 août. — Les plaies sont cicatrisées, grâce surtout aux greffes humaines, dont onze sur douze ont produit un travail épidermique actif, alors que, sur vingt greffes animales, trois seulement ont persisté.

Observation IX

(De M. le professeur G. Cousin. In *Nouveau Montpellier-Médical*, 20 oct. 1894.)

Le sieur F..., 60 ans, est atteint en septembre 1893, à la suite d'une explosion de pétrole, de graves brûlures siégeant sur la moitié droite du thorax et au membre supérieur droit.

Une abondante suppuration eut lieu et, lors de sa disparition, un docteur appliqua plusieurs greffes animales qui furent éphémères.

20 juin 1894. — Le malade, vu pour la première fois par le docteur G. Cousin, présente à la face dorsale de l'avant-bras droit une plaie de quatre centimètres. Une seconde plaie de huit centimètres entoure la partie moyenne du bras droit qui est maintenu contre le thorax par des brides cicatricielles. Plusieurs plaies de trois à quatre centimètres d'étendue siègent sur la moitié droite du dos et de l'épaule. Une vaste plaie rectangulaire de 15 centimètres existe sur la partie latérale droite du thorax. Le bras droit est très atrophié. Toutes les plaies ont un aspect blafard, formé de bourgeons charnus

flasques et aplatis ; leurs bords sont serpigineux, dentelés, sans trace d'épidermisation. L'état général est mauvais.

21 juin. — Curettage énergique des plaies au thermo-cautère après anesthésie et ablation des brides cicatricielles reliant le bras au thorax.

Le 30 juin. — Les parties cautérisées étant éliminées, l'auteur applique *quinze greffes animales* formées de lambeaux de un centimètre carré pris sur la paroi abdominale de grenouilles.

3 juillet. — Seconde séance de *dix greffes animales* de peau de grenouille.

22 juillet. — Aucune greffe de la première série n'a persisté. Il ne reste de la deuxième série que *quatre greffes* dont l'aspect prouve leur peu de vitalité.

Troisième séance d'application de greffes animales :

Dix lambeaux de deux à trois centimètres de long sur un centimètre et demi de large sont taillés dans la muqueuse buccale de lapins et appliqués sur les plaies du brûlé.

Deux greffes humaines dermo-épidermiques de la dimension d'un petit haricot sont fournies par le fils du blessé. Ce dernier s'oppose à ce que leurs dimensions soient plus grandes et leur nombre plus considérable. Les greffes humaines sont appliquées sur le bras droit.

1er août. — Toutes les greffes de grenouille ont disparu. Sur les dix lambeaux de muqueuse animale (3e série), quatre sont adhérents. Les deux greffes humaines sont vivaces.

Nouvelle série de treize greffes de muqueuse animale et nouvelle application de dix greffes humaines fournies par le fils.

6 août. — Seules six greffes de muqueuse animale sur les dix-sept du 1er août sont apparentes, mais peu vitales. Il est procédé à l'examen microscopique de greffes venues avec le pansement. (Voir chap. : *Processus histologique des greffes*).

Sur les dix dernières greffes humaines, neuf sont pleines de vitalité.

10 août. — Les 6 greffes animales ont disparu. Les bourgeons, redevenus jaunâtres et blafards, sont énergiquement cautérisés, tout en respectant les onze greffes humaines qui toutes tiennent bien.

16 août. — Les plaies ont meilleur aspect. Les deux premières greffes humaines soudées forment sur le bras un pont cicatriciel. Il est pris sur la peau de cobaye, rasée et aseptisée, *dix lambeaux* de 3 centim. de long sur un centim. et demi de large.

Vingt-quatre greffes humaines dermo-épidermiques enlevées aux ciseaux courbes et ayant huit à dix millimètres de long sur cinq à six de large, sont fournies par le fils ; les procédés de Thiersch et Ollier ne sont pas acceptés par la famille.

24 août. — Les greffes de cobayes sont à l'état de *cadavres,* mais sur les trois séries de greffes humaines, comprenant trente-six greffes, trente-trois sont vivaces et résistantes. L'avant-bras est cicatrisé ; des ilots dermo-épidermiques très solides, bien nourris, recouvrent en partie les plaies du bras. Le dos et l'épaule sont guéris. La plaie chirurgicale de l'aisselle est cicatrisée, grâce à quatre greffes humaines. Le bras s'écarte de 20 centimètres du thorax. L'état général est bon. Une dernière série de *vingt-cinq greffes humaines* est formée par de petits lambeaux dermo-épidermiques qui sont appliqués sur le thorax et le bras dans les interstices bourgeonnants.

27 août. — Les vingt-cinq dernières greffes humaines ont toutes réussi, et toutes les greffes humaines antérieures ont proliféré.

5 septembre. — Il ne reste qu'une petite plaie de 2 centimètres à la face interne du bras.

23 septembre. — Le sieur F... est complètement guéri. Le

nouvel épiderme est souple ; les mouvements de l'épaule peuvent s'exécuter.

Dans cette observation, les plaies ont été totalement réfractaires aux greffes animales. Cinquante-huit ont été appliquées : vingt-cinq de peau de grenouille, vingt-trois de muqueuse buccale de lapin et dix de peau de cobaye ; aucune n'a vécu, tandis que sur soixante-et-une greffes humaines, trois seulement ont avorté, alors que cinquante-huit ont rapidement recouvert les plaies.

Cette observation est concluante.

Observation X

(Personnelle)

Le sieur R..., âgé de 65 ans, portefaix, est atteint depuis 20 ans d'un ulcère variqueux de la jambe gauche. A notre premier examen, fait le 17 mai 1901, nous constatons que la jambe gauche est très œdématiée ; le quart inférieur de la face interne de cette jambe est occupé par un ulcère dont les bords sont déchiquetés, irréguliers et serpigineux. La surface de l'ulcère est recouverte de bourgeons blafards, grisâtres, aplatis.

Notre malade n'a jamais porté de bas élastiques et s'est soigné à sa manière jusqu'à ce jour.

Deux jours après, nous constatons une poussée de lymphangite autour de l'ulcère. Les ganglions inguinaux sont douloureux, il y a aussi de la douleur le long du trajet de la saphène interne. Nous conseillons un repos absolu, le membre dans la position horizontale, le malade ne voulant pas garder le lit.

Nous appliquons un pansement antiseptique humide avec de l'eau boriquée à 40° à renouveler fréquemment.

Le 21 mai, les phénomènes inflammatoires ont disparu ; grâce à la position, l'œdème de la jambe et du pied a considérablement diminué ; l'ulcère présente un meilleur aspect, les bords paraissent moins décollés, les bourgeons paraissent un peu plus vivaces, les ganglions inguinaux et la veine saphène ne sont plus douloureux. Les pansements humides sont continués.

Le 25, nous procédons au curettage de l'ulcère pour préparer le terrain à l'application de greffes de Thiersch que le malade accepte. Après avoir aseptisé le champ opératoire et arrêté toute hémorragie capillaire, nous étalons sur l'ulcère quatre lambeaux dermo-épidermiques taillés à la manière de Thiersch sur la face antérieure de la cuisse droite de notre malade. Ces lambeaux ont cinq centimètres de long sur un centimètre et demi environ de large. Ils recouvrent toute la surface cruentée et leurs bords sont imbriqués.

Nous les recouvrons d'un pansement humide à la solution salée de 7/1000 et le membre est maintenu immobile dans la position horizontale.

Le 28 mai, nous constatons avec satisfaction que nos quatre lambeaux sont adhérents aux parties sous-jacentes, mais la couche cornée tend à s'éliminer.

Le 30 mai, l'épiderme de nos greffes est ratatiné, recroquevillé, il est adhérent au pansement. Au-dessous, les lambeaux sont vivaces et un fin réseau vasculaire est visible à travers leur épaisseur. L'œdème du membre inférieur a complètement disparu. On sent à travers la peau de la jambe les paquets variqueux qui dessinent leurs sinuosités perceptibles au toucher.

Le 10 juin, les greffes ont très bien tenu. Elles sont mobiles sur les parties sous-jacentes, très vivaces ; elles recouvrent toute l'étendue de l'ulcère primitif. Il ne reste, comme plaie qu'un liséré rougeâtre en arrière de quatre millimètres d'étendue.

Le 20 juin, l'ulcère est complètement cicatrisé. Notre malade très satisfait demande à marcher. Nous faisons un pansement légèrement et uniformément compressif et nous conseillons pour l'avenir le port d'un bas élastique.

Le 25 juillet, nous revoyons le sieur R... une dernière fois ; il a repris son travail depuis une quinzaine de jours. Il porte toujours son bas ; l'état local et l'état général sont excellents.

Observation XI

(Personnelle)

La nommée L. C..., âgée de 18 ans, est soumise à notre observation le 10 juillet 1901.

Cette jeune fille n'accuse aucun antécédent héréditaire. Elle se rappelle avoir eu, étant enfant, une maladie d'yeux et des adénites cervicales. Sa dernière maladie remonte à l'âge de 6 ans, époque à laquelle elle fut atteinte de variole confluente, et pendant sa convalescence, elle eut un abcès à la joue dont la guérison n'a jamais été complète.

Nous constatons, lors de notre premier examen, la présence sur la joue droite d'un ulcère revêtant tous les aspects d'un lupus. Cette ulcération a eu une marche lente et, alors que primitivement elle avait les dimensions d'une pièce de 50 centimes, elle a aujourd'hui le diamètre d'une pièce de 5 francs.

De nombreux traitements ont été essayés, soit comme antiseptiques, soit comme caustiques.

Devant ces nombreux insuccès, et envisageant aussi le côté

esthétique, nous décidons cette jeune fille à se laisser appliquer des greffes. Nous faisons pendant quelques jours des pansements humides, à l'effet de modifier et de préparer la surface de la plaie.

Le 18 juillet. — Nous procédons à l'application des greffes; mais, préalablement, nous avons la précaution de curetter les bourgeons de la plaie et, après avoir procédé à une hémostase aussi complète que possible, nous appliquons sur celle-ci cinq lambeaux dermo-épidermiques, taillés à la Thiersch sur la face antérieure de l'avant-bras de notre opérée.

Nous avons taillé ces lambeaux de longueur suffisante pour recouvrir entièrement la plaie, car, lorsque nous les avons imbriqués, aucune partie de la surface cruentée n'est à découvert. Nous appliquons un pansement humide à l'eau salée et nous faisons une légère compression.

Le 24 juillet. — Nous constatons avec satisfaction, au premier pansement, que les greffes sont adhérentes, bien vivaces; l'épiderme présente quelques rides.

Le 28 juillet. — Nous constatons que l'épiderme de nos greffes est détaché et s'en va sous l'influence du lavage de la plaie. Les greffes sont rosées et présentent un très bon aspect.

A notre troisième pansement, le 2 août, nous voyons avec satisfaction que les greffes ont très bien réussi ; elles sont réunies entre elles ; toutefois, un liséré légèrement rougeâtre indique la séparation primitive des lambeaux.

Le 20 septembre. — Nous revoyons notre opérée pour la dernière fois. A distance, nous ne constatons pas de différence entre la surface greffée et les téguments voisins. Ce n'est que de près que l'on peut voir encore de petites lignes légèrement rosées qui sont les indices de l'imbrication des greffes.

Notre opérée est très heureuse du résultat obtenu. Les greffes de Thiersch ont parfaitement réussi.

CHAPITRE V

EXPÉRIENCES

Pour étayer notre opinion sur des bases scientifiques et expérimentales nous avons tenu à faire de nombreuses greffes, aussi variées que possible, sur des animaux.

Nous avons indiqué dans le chapitre II, concernant la technique opératoire, les différentes règles auxquelles le chirurgien doit s'astreindre pour pratiquer les greffes animales. Suivant ces préceptes, nous avons utilisé des animaux jeunes et vigoureux pour avoir affaire à des tissus dont la vitalité plus grande nous permettait d'escompter plus facilement le succès. Parmi les animaux, nous avons choisi des *herbivores* (lapins et cobayes), des *carnivores* (chats), des *granivores* (oiseaux) et des *batraciens* (grenouilles).

Nous avons utilisé ces animaux, d'abord parce qu'il est facile de se les procurer et que nous tenons d'autre part en variant les expériences à voir quelle pouvait être *l'influence et de l'espèce et du régime* sur la vitalité des greffes.

C'est dans ce but que nous avons transplanté des lambeaux d'un animal à un autre animal de même espèce et pratiqué d'autres greffes entre des animaux d'espèces différentes.

Pour nous mettre dans des conditions d'asepsie aussi rigoureuses que possible, et pour que nos expériences soient concluantes, nous avons tenu à ce que toutes nos greffes soient taillées et transplantées dans toutes nos séries sur des plaies faites dans la même séance, c'est-à-dire en même temps.

Dans nos expériences, nous avons employé les méthodes dermo-épidermique de Thiersch et épidermique de Reverdin. En ce qui concerne les greffes taillées sur la grenouille, nous les classons dans la catégorie de celles d'Ollier : elles s'en rapprochent en effet en ce sens qu'elles comprennent l'épiderme et toute l'épaisseur du derme, car il est bien difficile, pour ne pas dire impossible, de tailler des lambeaux intra-dermiques sur la grenouille.

Voir Tableau

Tableau Récapitulatif des Expériences

		THIERSCH Nombre	THIERSCH Succès	OLLIER Nombre	OLLIER Succès	REVERDIN Nombre	REVERDIN Succès
A Lapin sur	Lapin	4	4	»	»	6	6
	Cobaye	1	1	»	»	3	1
	Chat	1	0	»	»	»	»
	Oiseau	2	1	»	»	»	»
	Grenouille	3	0	»	»	2	0
B Cobaye sur	Cobaye	4	3	»	»	8	8
	Lapin	1	1	»	»	6	5
	Chat	»	»	»	»	2	1
	Oiseau	1	0	»	»	»	»
	Grenouille	»	»	»	»	2	0
C Chat sur	Chat	3	2	1	0	»	»
	Lapin	1	0	»	»	»	»
	Cobaye	»	»	»	»	2	1
	Oiseau	»	»	»	»	»	»
	Grenouille	1	0	»	»	»	»
D Oiseau sur	Oiseau	»	»	1	1	»	»
	Lapin	»	»	2	0	»	»
	Cobaye	»	»	2	1	»	»
	Chat	»	»	»	»	»	»
	Grenouille	»	»	1	0	»	»
E Grenouille sur	Grenouille	»	»	1	0	»	»
	Lapin	»	»	5	0	»	»
	Cobaye	»	»	4	0	»	»
	Chat	»	»	1	0	»	»
	Oiseau	»	»	»	»	»	»

Tableau Récapitulatif par Séries

	THIERSCH Nombre	THIERSCH Succès	OLLIER Nombre	OLLIER Succès	REVERDIN Nombre	REVERDIN Succès	Total des Greffes Nombre	Total des Greffes Succès	POURCENTAGE
1re Série Animaux de même genre	11	9	2	1	14	14	27	24	88,88 p. %
2e Série Animaux de même famille	2	2	»	»	9	6	11	8	72,72 p. %
3e Série Animaux d'espèces différentes	5	1	14	1	4	2	23	4	17,39 p. %

Le tableau récapitulatif que nous donnons ci-contre indique nettement les résultats obtenus ; nous envisageons ces résultats à un autre point de vue en faisant l'étude parallèle des greffes humaines et des greffes animales ; toutefois nous tenons à indiquer actuellement *les points les plus saillants* de nos expériences.

Ce qui nous a frappé, c'est le succès, que nous osons dire constant, qu'il nous a été donné d'observer lorsque nous avons transplanté des greffes d'un animal à un autre animal de même genre, quel que soit le procédé que nous ayons employé : Thiersch, Ollier ou Reverdin. C'est ainsi que dans la série de lapin à lapin nous avons quatre succès sur quatre greffes de Thiersch et six succès sur six greffes de Reverdin. C'est ainsi encore que dans la série de cobaye à cobaye, nous avons obtenu trois succès sur quatre applications de lambeaux de Thiersch et huit réussites sur huit greffes de Reverdin.

Dans notre troisième série, de chat à chat, nous avons encore, sur trois opérations, deux greffes de Thiersch qui réussissent, de même que dans la série d'oiseau à oiseau, une greffe d'Ollier nous donne un résultat favorable.

Donc aucun doute : les greffes appliquées d'un animal à un animal de même genre (lapin à lapin, chat à chat, etc.,) réussissent en règle générale, nos expériences en font foi puisque au total, sur vingt-sept greffes nous avons eu vingt-quatre succès, c'est-à-dire 88,88 p. 100.

Si d'autre part nous examinons nos expériences au point de vue des résultats qu'elles nous ont fournis lorsque les greffes sont transplantées d'un animal à un autre animal de genre différent, mais de même famille, nous voyons que ces résultats, tout en étant assez satisfaisants, commencent déjà à s'éloigner de ceux obtenus précédemment.

C'est ainsi, par exemple, que du lapin au cobaye nous avons

un succès pour une greffe de Thiersch, et un succès encore sur trois greffes de Reverdin. Inversement, du cobaye au lapin nous avons une réussite pour une greffe de Thiersch et cinq succès pour six greffes de Reverdin, ce qui fait huit succès sur onze greffes, c'est-à-dire 72,22 p. 100.

Enfin, si nous passons à l'examen des greffes que nous avons pratiquées entre des animaux d'espèce différente, nous voyons combien peu favorables sont ces résultats.

C'est ainsi que de lapin à chat et de chat à lapin, nous avons 2 insuccès sur 2 Thiersch ; de lapin à oiseau et d'oiseau à lapin, 1 seul succès sur 2 Thiersch, et 2 insuccès sur 2 Ollier ; de grenouille à lapin et inversement, 10 insuccès après l'application de 3 Thiersch, 5 Ollier, 2 Reverdin.

En continuant l'examen de cette série d'expériences, nous constatons que du cobaye au chat, 4 Reverdin ne nous donnent que 2 succès ; 1 Thiersch de cobaye sur oiseau et 2 Reverdin de cobaye sur grenouille sont nuls ; il en est de même de 4 lambeaux d'Ollier de grenouille à cobaye ; cependant, 2 lambeaux pris dans le creux de l'aisselle d'un oiseau et appliqués sur un cobaye, nous donnent 1 succès. Même résultat de la grenouille au chat : 1 lambeau d'Ollier ne prend pas ; du chat à la grenouille, 1 Thiersch, 1 insuccès.

Si nous totalisons les chiffres de cette troisième série d'expériences : greffes entre animaux d'espèces différentes, nous constatons que, sur 32 greffes, nous n'avons eu que 4 succès, c'est-à-dire 12,50 pour 100. Tel est le résultat brut de cette dernière série. Nous devons faire remarquer, cependant, et ce résultat paraît tout naturel *a priori*, que des greffes, prises sur nos différents animaux et appliquées sur la grenouille, aucune n'a tenu ; nous estimons que cet insuccès constant tient à qu'il est impossible de fixer sérieusement les greffes sur ce batracien. Aussi, croyons-nous devoir retrancher de ce dernier pourcentage les greffes faites de nos divers animaux sur la grenouille, tout en maintenant, cela va sans dire, les greffes de peau de grenouille sur ces animaux. Nous obtenons ainsi 4 succès sur 23 applications, soit 17 pour 100.

Nous avons donc comme résultat, au point de vue de nos expériences, les chiffres suivants :

$$88,8 \quad \text{p. 100 pour la } 1^{re} \text{ série,}$$
$$72,22 \quad — \quad 2^e \quad —$$
$$17,39 \quad — \quad 3^e \quad —$$

Ces chiffres sont vraiment éloquents ; grâce à eux, nous pouvons dire que : 1° les greffes transplantées entre animaux de même genre donnent, au point de vue expérimental, les meilleurs résultats ; 2° que les greffes transplantées entre animaux de même famille donnent de bons résultats, bien qu'ils soient inférieurs aux précédents ; 3° quant aux greffes faites entre animaux d'espèces différentes, les insuccès sont la règle et la réussite l'exception.

Si maintenant nous examinons rapidement l'évolution des greffes dans les trois séries que nous avons indiquées, nous voyons que la réunion par première intention est la règle dans la première série (greffes entre animaux de même genre). Cette réunion est si parfaite, qu'au bout de quelques jours, il est difficile, pour ne pas dire impossible, de différencier le transplant de la peau environnante. Pendant deux semaines environ, un léger liséré rougeâtre indique seul la périphérie du lambeau. Nous avons observé sur plusieurs animaux la desquamation épithéliale des greffes, avec chute des poils, mais le tout se répare rapidement sans laisser aucune trace.

Parmi les deux insuccès que nous avons eus en appliquant la méthode de Thiersch, l'un (cobaye à cobaye) est dû à un petit épanchement sanguin qui a détaché la greffe ; il est probable que notre hémostase n'avait pas été suffisante ; le second insuccès (chat à chat) est dû à la suppuration de la plaie, qu'il a été impossible d'éviter chez un animal sur lequel nous n'avons pu continuer à appliquer les pansements.

Dans cette même série, nous avons eu un insuccès en appliquant des greffes d'Ollier ; cet insuccès (chat à chat) est dû à la même cause que celle précédemment indiquée, car c'était le même animal.

Quant aux greffes de Reverdin, elles nous ont donné, dans la première série, les plus brillants résultats, car nous avons obtenu 14 succès sur 14 greffes.

Si nous passons à l'examen de l'évolution des greffes dans notre deuxième série (animaux de même espèce), les deux greffes faites par la méthode de Thiersch ont bien réussi ; nous n'avons pas appliqué de greffes d'Ollier.

Sur nos 9 greffes de Reverdin, nous avons eu 3 insuccès, qui dépendent de ce que, chez le cobaye principalement, les pansements n'ont pu adhérer, par suite de l'indocilité particulière de nos deux animaux.

Mais, ainsi que nous l'avons déjà indiqué, les résultats des greffes de notre deuxième série, bien qu'inférieurs à ceux de la première série n'en sont pas moins excellents.

Quant aux greffes de la troisième série, comme notre tableau récapitulatif l'indique, l'insuccès est presque constant. Nous devons dire, pourtant, qu'au point de vue expérimental, nous avons suivi, pour les animaux de cette série, les mêmes règles opératoires que pour ceux des séries précédentes, et en recherchant les causes de ces échecs, nous croyons ne pouvoir les attribuer qu'à un défaut d'affinité entre les cellules appartenant à des animaux d'espèces différentes. Du reste, nous allons revenir sur cette intéressante question dans le chapitre suivant.

CHAPITRE VI

PARALLÈLE ENTRE LES GREFFES HUMAINES
ET LES GREFFES ANIMALES

Nous pouvons maintenant, en consultant les résultats obtenus dans nos observations et dans nos expériences, essayer d'esquisser, au point de vue clinique, un parallèle entre les greffes humaines et les greffes animales. Cette étude comparative est très instructive, car elle permet au chirurgien de se former une opinion sur la valeur respective des unes et des autres.

Dans un travail intéressant (*Arch. de méd.*; Exp. 1892, p. 39), Reverdin cite une observation où il a appliqué concurremment des greffes humaines et des greffes de peau de grenouille. Il signale avec satisfaction les résultats rapidement favorables obtenus par les greffes animales, mais nous constatons à regret qu'il n'a pas cru devoir indiquer l'évolution concomittante des greffes humaines. Cette étude comparative eût été pourtant instructive au point de vue clinique que nous allons envisager.

Voyons actuellement nos résultats personnels :

Dans les onze observations que nous relatons, et qui sont résumées dans le tableau ci-joint, il y en a sept où les greffes humaines et les greffes animales ont été employées sur le même sujet (obs. 3, 4, 5, 6, 7, 8, 9).

Dans trois cas (obs. 2, 10, 11), nous n'avons utilisé que des greffes humaines, et dans un seul cas (obs. 1), nous n'avons eu recours qu'à la transplantation de greffes animales. Nous n'envisagerons donc, au point de vue du parallèle à établir entre les greffes humaines et les greffes animales, que les sept observations où ces greffes ont été appliquées concurremment.

Dans ces sept cas, il a été appliqué 100 greffes de peau de grenouille, elles n'ont donné que 11 succès.

Dans les observations V et VI, VIII et IX, il a été transplanté 44 lambeaux de muqueuse buccale de lapin, qui n'ont donné que 4 résultats favorables ; 2 greffes de mésentère de lapin (obs. 5 et 6) ont échoué et 8 greffes de conjonctive de lapin (obs. 5, 6 et 8) ont donné 8 insuccès.

Il en est de même en ce qui concerne la transplantation de peau de l'aisselle du poulet ; nous en avons appliqué 10 lambeaux (obs. 5 et 6), aucun n'a adhéré.

De même encore les greffes de peau de cobaye qui ont été appliquées au nombre de quatorze, dont 4 dans la 3me observation et 10 dans la 9me, se sont résorbées.

Si nous totalisons ces greffes animales, nous n'obtenons, ainsi que l'indique notre tableau comparatif, que 15 succès sur 178 greffes animales appliquées concurremment avec les greffes humaines, ce qui nous donne un pourcentage de 8,42 p. 100.

Il n'en est plus de même si nous récapitulons les greffes humaines que relatent les mêmes observations.

Dans ces sept cas, il a été appliqué 133 greffes humaines d'après notre procédé mixte. Ces 133 transplants ont été suivis de 126 succès, ce qui nous donne un pourcentage de 94,73. L'écart énorme qui existe au point de vue du résultat final entre les pourcentages que nous venons d'indiquer, montre clairement la supériorité indiscutable des greffes humaines sur les greffes animales.

Tableau Comparatif des greffes humaines et des greffes animales dans nos Observations

	3e OBS.		4e OBS.		5e, 6e OBS		7e OBS.		8e OBS.		9e OBS.		RÉCAPIT.		
	Nombre	Succès	Nombre	Succès	Nombre	Succès	Nombre	Succès	Nombre	Succès	Nombre	Succès	Nombre	Succès	
Gr. animales .	7	0	6	0	75	10	12	2	20	3	58	0	178	15	8,42 p. %
Gr. humaines	6	6	5	5	33	32	16	14	12	11	61	58	133	126	94,73 p. %
Greffes de peau de grenouille													124	13	10,48 p. %
Greffes de muqueuse buccale de lapin													44	4	9,09 p. %

Il est d'usage de penser que l'on fait dire aux chiffres ce que l'on veut, mais ce reproche ne peut nous être adressé, car c'est avec intention que, nous plaçant spécialement au point de vue clinique, nous n'avons pris pour terme de comparaison que les observations, où comme nous l'avons déjà dit, les greffes humaines et les greffes animales avaient été concurremment appliquées.

Il est certain que les greffes animales donnent quelques succès, (8 pour 100 en moyenne). Si, poussant plus loin notre parrallèle, nous étudions comparativement les greffes animales entre elles, nous voyons dans nos observations que si les greffes de peau de poulet ou de cobaye, ont constamment échoué, il n'en est plus de même en ce qui concerne les greffes de peau de grenouille ou de muqueuse buccale de lapin. Prises dans leur ensemble, dans les 8 observations où elles ont été appliquées, les 124 greffes de peau de grenouille ont donné 13 succès, ce qui donne un pourcentage de 10,48 p. 100. Quant aux greffes de muqueuse buccale de lapin, utilisées dans les observations V, VI, VIII et IX, nous avons obtenu 4 réussites, sur 44 lambeaux, ce qui nous donne un pourcentage de 9,09 p. 100.

Voir Tableau

Tableau Récapitulatif des Observations

A : Zoogreffes ou greffes animales dermo-épidermiques	1re Obs.		2e Obs.		3e Obs.		4e Obs.		5e,6e Obs.		7e Obs.		8e Obs.		9e Obs.		10e Obs.		11e Obs.		Récapit.	
	Nombre	Succès	Nombre	Succès	Nombre	Succès	Nombre	Succès	Nombre	Succès	Nombre	Succès	Nombre	Succès	Nombre	Succès	Nombre	Succès	Nombre	Succès	Nombre	Succès
1° *Grenouille* Peau d'abdomen	24	2	»	»	3	0	6	0	44	7	12	2	10	2	25	0	»	»	»	»	124	13
2° *Lapin* { Muqueuse bucc.	»	»	»	»	»	»	»	»	15	3	»	»	6	1	23	0	»	»	»	»	44	4
Mésentère	»	»	»	»	»	»	»	»	2	0	»	»	»	»	»	»	»	»	»	»	2	0
Conjonctive	»	»	»	»	»	»	»	»	4	0	»	»	4	0	»	»	»	»	»	»	8	0
3° *Poulet :* peau de l'aisselle	»	»	»	»	»	»	»	»	10	0	»	»	»	»	»	»	»	»	»	»	10	0
4° *Cobaye :* peau du dos	»	»	»	»	4	0	»	»	»	»	»	»	»	»	10	0	»	»	»	»	14	0

Total des Greffes animales . . . . . 202 | 17

B : Gréffes humaines dermo-épidermiques																						
1° Thiersch	»	»	»	»	»	»	»	»	»	»	»	»	»	»	»	»	4	4	5	5	9	9
2° Mixtes	»	»	6	5	6	6	5	5	33	32	16	14	12	11	61	58	»	»	»	»	139	131

Total des Greffes humaines . . . . 148 | 140

Il résulte de ces chiffres et de ce pourcentage que les greffes de peau de grenouille sont supérieures aux autres greffes animales.

Les greffes animales, lorsqu'on les applique sur des plaies humaines, sont rarement suivies de succès parce qu'il ne s'établit en général aucun lien vasculaire entr'elles et les bourgeons charnus. Cette abscence d'attraction, ce manque d'affinité, dépend en grande partie sans doute de la spécificité particulière aux cellules, spécificité sur laquelle Bard de Lyon a insisté avec juste raison.

Il s'ensuit que les greffes animales ne jouent qu'un rôle presque toujours passif, et qu'elles n'agissent que comme membranes de recouvrement et la plupart du temps ces greffes animales finissent par disparaître à la suite d'une fonte cellulaire, ou d'une résorption lente comme Berezowski l'a indiqué en 1892.

Les greffes animales, depuis les travaux de Létiévaut en 1871, ont eu des partisans et des adversaires.

Parmi ces derniers, nous voyons surtout Daroles en 1874, conclure à leur inutilité en chirurgie ; nous lisons dans la thèse d'Armaignac en 1876 « il y a peu à attendre des greffes animales, et le chirurgien devra toutes les fois qu'il le pourra employer la peau humaine ».

Le Coq dans sa thèse soutenue en 1896 sur les greffes animales dit : « c'est à regret que pour nous conformer à l'usage, nous conservons le nom de greffes animales aux applications sur les plaies humaines de lambeaux cutanés, empruntés aux animaux. Cette dénomination est défectueuse.

Le mot greffe implique l'idée de la persistance et du développement de la partie transplantée ; or les membranes tégumentaires animales appliquées sur les plaies de l'homme, au lieu de proliférer et de s'accroître, se résorbent et disparaissent en quelques jours, quelles qu'elles soient. »

Ne voulant pas être adversaire à outrance des greffes animales puisqu'elles ont réussi dans quelques-unes de nos observations, nous devons dire que ces greffes ont été soutenues par Reverdin, Petersen, Estor, Grange, Vincent, Fowler, Perry et en 1894, par Lartail.

Dubousquet-Laborderie, partisan convaincu des greffes animales, donne comme nous la préférence aux greffes de peau de grenouille « parce que, dit-il, la grenouille est un animal à sang froid et que les éléments cellulaires des animaux à sang froid ont une résistance vitale plus grande que ceux des animaux à sang chaud. »

Nous répétons intentionnellement qu'au point de vue comparatif, les résultats remarquables obtenus par les greffes humaines ne sont pas à mettre en parallèle avec les résultats que donnent les greffes animales.

Il est bien entendu que les greffes animales doivent céder le pas aux greffes humaines que le chirurgien devra toujours employer. Il est des cas pourtant où plusieurs raisons obligent le clinicien à faire appel aux greffes animales. Si la surface à couvrir est trop étendue, il faudrait tailler sur d'autres parties du corps des lambeaux trop considérables, aussi le plus souvent le malade refuserait-il de fournir ces lambeaux.

Dans un autre cas, on peut être en présence d'un sujet diathésique, d'un artério-scléreux avéré, présentant un ulcère.

Chez ces sujets, les téguments sont de qualité inférieure et il est à craindre que le lambeau fourni par le sujet lui-même ne s'ulcère bientôt sous l'influence d'une contusion même légère ; il se peut aussi que sous l'influence d'un défaut de nutrition la plaie superficielle, créée par la taille des lambeaux, ne subisse à son tour des troubles trophiques. On tournerait

donc dans ce cas dans un cercle vicieux. La taille des lambeaux
sur le sujet lui-même peut encore être refusée par celui-ci,
soit à cause de la douleur, soit par crainte du chloroforme ;
dans tous ces cas, le chirurgien pourrait être appelé à se
procurer les lambeaux soit sur un autre sujet, soit sur un
membre fraîchement amputé. Mais cette manière d'agir peut-
être condamnée car, outre que le chirurgien n'a pas toujours
à sa disposition un membre sain amputé ou sous la main une
personne assez complaisante ou assez dévouée, nous devons
dire que des inoculations de tuberculose ou de syphilis dûes à
l'application de ces greffes ont été constatées. C'est ainsi que
Gzerny a publié en 1886, des cas de tuberculose pulmonaire
transmise par les greffes humaines et que le docteur Deubel,
d'autre part, pour ne citer que ce cas, communiqua le
21 octobre 1881, à la Société médicale des Hôpitaux, une
observation de syphilis consécutive à l'application de ces
greffes.

Toutes ces raisons plaident en faveur des greffes animales.

Celles-ci, en effet, permettent d'éviter les douleurs consé-
cutives à la taille des lambeaux ; elles suppriment chez le
sujet toute plaie nouvelle, écartent tout danger d'intoxication
par le chloroforme, et mettent le malade à l'abri de tout danger d'inoculation possible telle que syphilis ou tuberculose.

CHAPITRE VII

CHOIX DU PROCÉDÉ ET INDICATION DES GREFFES

I. CHOIX DU PROCÉDÉ. — Au point de vue clinique, la question du choix du procédé à employer pour les greffes est facile à résoudre ; la grande majorité des chirurgiens est d'avis de recourir au procédé de Thiersch car il donne, sans conteste, les meilleurs résultats : recouvrir en une seule séance une vaste perte de substance au moyen de longues et larges lanières dermo-épidermiques imbriquées, tel est l'idéal. Mais, en pratique, il est bien souvent loin d'en être ainsi. A quel chirurgien n'est-il pas arrivé de ne pouvoir se procurer de grands lambeaux humains tels qu'ils doivent être taillés, tels qu'ils sont nécessaires. Le malade est presque toujours effrayé ; il pourra à la rigueur se laisser tailler un petit lambeau, mais, malgré l'innocuité de l'intervention, il comprendra difficilement qu'il soit nécessaire de créer une ou plusieurs pertes de substance, bien que superficielles, pour arriver à combler une autre plaie.

Aussi, le plus souvent, dans la pratique journalière de la chirurgie, il sera bon de recourir, comme nous l'avons indiqué dans un précédent chapitre, à notre procédé mixte qui comprend des lambeaux de dimensions moyennes, taillés à la Thiersch, mais espacés à la Reverdin.

A défaut de ce procédé, le chirurgien n'aura le choix qu'entre les greffes épidermiques de Reverdin et les greffes animales.

Mais, en tenant compte des résultats comparatifs que nous avons indiqués plus haut, il est prouvé que la greffe humaine est de beaucoup supérieure à la greffe animale : la première s'impose, nos observations en font foi et pour nous, au point de vue pratique, le chirurgien ne devra recourir aux greffes animales que s'il lui est impossible de pouvoir se procurer des lambeaux humains.

II. INDICATIONS. — Au point de vue des Indications, il y a peu de temps encore, le chirurgien n'appliquait les greffes que s'il se trouvait en présence d'un vieil ulcère variqueux ou d'une ancienne plaie bourgeonnant mal et sans tendance à la cicatrisation ; dans ces cas, ce n'est qu'après avoir épuisé en vain toutes les ressources de la thérapeutique que l'on recourait aux greffes.

De nos jours, grâce à l'antisepsie et à l'asepsie, grâce à la technique opératoire, perfectionnée par Thiersch principalement, le champ des Indications des greffes est devenu plus vaste, et les cas où l'on y a recours sont aussi nombreux que variés.

On peut dire, en thèse générale, que toute plaie, ancienne ou récente, traumatique ou opératoire, dont les bords ne peuvent être réunis par une suture, est susceptible, si elle est aseptique ou aseptisée, d'être réparée par l'application de greffes.

Le chirurgien pourra donc être appelé à transplanter des lambeaux dermo-épidermiques : 1° pour réparer des plaies récentes traumatiques ou opératoires ; 2° pour obtenir la guérison de plaies anciennes ou d'ulcères.

1° *Plaies récentes traumatiques ou opératoires*. — Lorsque le chirurgien se trouve en présence d'une plaie traumatique ou d'une plaie opératoire, dont les lèvres sont trop éloignées pour être rapprochées par une suture, il doit appliquer des greffes. Il lui faut, en effet, suppléer à l'écartement des bords, et il ne peut espérer la réunion lorsque l'étoffe manque, car la peau trop tendue pourrait se sphacéler ou ne pas adhérer.

Ainsi du côté du cuir chevelu, les greffes peuvent être appliquées lorsque par suite d'un accident la victime est plus ou moins scalpée et que le cuir chevelu arraché et séparé des tissus sous-jacents se trouve en trop mauvais état pour être réappliqué sur le péricrâne.

A la face, les indications des greffes sont nombreuses car nombreuses sont les opérations que le chirurgien y pratique. Celui-ci vient, par exemple, de procéder à une opération sur les joues, il fera appel à la peau des régions voisines pour combler la perte de substance qu'il vient de créer, mais si cette peau est insuffisante ou si elle présente peu de vitalité, quelques lambeaux pris sur les téguments d'un membre pourront avantageusement la remplacer et l'esthétique n'y perdra rien.

Il va de soi que pareil procédé pourra être employé lorsque la perte de substance opératoire aura pour siège d'autres portions de la face telles que les paupières, le nez, les lèvres, le menton.

Du côté du tronc et des membres, les greffes trouvent leurs indications lorsque à la suite de l'ablation d'un organe tel que le sein, d'une amputation ou désarticulation d'un membre ou d'un segment de membre la peau voisine est insuffisante ou les lambeaux taillés trop petits pour recouvrir la surface cruentée.

Se trouve-t-on en présence d'une tumeur? Quel qu'en soit

le siège et le volume, si elle est bénigne, ou mieux, si elle est bien encapsulée et non adhérente à la peau, si celle-ci est saine, la suture fera aisément disparaître l'écartement des lèvres de la plaie opératoire. Il n'en est plus de même dans les cas d'une tumeur maligne volumineuse, compliquée d'adhérences aux téguments ou d'ulcération de la peau ; l'opérateur devra sacrifier les parties envahies secondairement, mais pour combler la perte de substance souvent énorme qu'il aura dû faire, il aura recours aux greffes avec avantage.

L'application de lambeaux dermo-épidermiques est souvent employée pour corriger des *cicatrices,* que celles-ci siègent à la face, au cou, au tronc ou aux membres, et quelle qu'en soit la cause. Les cicatrices peuvent être vicieuses, adhérentes aux régions voisines douloureuses ou trop exubérantes ; elles peuvent amener des déviations de la face, des positions vicieuses du cou, des adhérences d'un membre supérieur au tronc, comme nous l'avons constaté dans notre IXme Observation, des rétractions, d'où gêne dans les mouvements ou impotence d'un membre si la cicatrice siège au voisinage d'une articulation. Ce sont là autant d'indications à intervenir. Le chirurgien devra, s'il n'a pu les éviter, combattre les cicatrices. L'application de greffes est le traitement de choix quand elles se sont développées avec les caractères que nous venons d'esquisser. Au lieu de recourir aux anciennes interventions, longues, difficiles et le plus souvent incapables à les corriger, le chirurgien excisera ces cicatrices en partie ou en totalité, puis, grâce aux greffes, il recouvrira la perte de substance opératoire ; il remplacera ainsi un tissu rétractile, peu vital et nuisible par un nouveau tégument, souple, mince et suffisamment utile.

En dehors de ces cas de plaie récente, traumatique ou opératoire, où le chirurgien recouvre de lambeaux cutanés une

surface cruentée privée de peau, il nous faut citer dans ce
même cadre la tentative heureuse de Nové-Josserand, de Lyon,
en 1897. Ce chirurgien, en présence d'un hypospade, eut
l'idée de reconstituer son conduit muqueux en formant un nouveau canal avec un lambeau dermo-épidermique, enroulé par
sa face cutanée sur une sonde.

D'autres chirurgiens l'ont imité avec succès. Aussi, doit-on
avoir recours aux greffes dermo-épidermiques pour obtenir la
cure opératoire de malformations congénitales, telles que
l'épispadias et l'hypospadias.

2° *Plaies anciennes.* — Les plaies anciennes ou les ulcères
se montrent le plus souvent sur un terrain diathésique. Le
sujet peut être diabétique, artério-scléreux, tuberculeux ou
syphilitique. Il va de soi que le traitement général devra préparer l'organisme en le modifiant : il précédera donc l'application des greffes, et l'on aura soin de le continuer après
la transplantation des lambeaux.

L'état général du tuberculeux et du diabétique sera relevé
au moyen de toniques appropriés ; le syphilitique sera soumis
au traitement spécifique ; l'artério-scléreux prendra surtout
l'iodure de sodium et observera un régime sévère. Mais tout
n'est pas fini, car si grâce au traitement interne l'état général se relève et se modifie, il reste encore à préparer le terrain
à greffer, ainsi que nous l'avons dit en étudiant la technique
opératoire.

Les ulcères chancreux, syphilitiques ou tuberculeux seront
curettés avant l'application des greffes ; on devra au besoin
pratiquer l'excision des parties douteuses, car les greffes ne
devront être mises que sur une surface cruentée, présentant
tous les caractères microscopiques d'une plaie de bonne
nature.

Lorsqu'on se trouve en présence d'un *lupus*, on doit agir de même, mais dans ces cas, on agira sagement en recouvrant, s'il se peut, toute la surface cruentée en une seule séance, car le résultat pour être plus rapide sera meilleur et la récidive sera moins à redouter (Obs. XI).

Les *ulcères variqueux* de même que les *brûlures anciennes* ont été pendant longtemps les seuls succès des greffes, mais, comme toutes les autres plaies, ils doivent être préalablement préparés. Les résultats que l'on obtient dans ces cas par l'application des greffes sont vraiment remarquables ; ainsi, les lambeaux transplantés sur d'anciennes brûlures permettront le plus souvent d'éviter ces cicatrices vicieuses ou adhérentes, douloureuses ou rétractiles contre lesquelles les autres procédés thérapeutiques sont, malheureusement, si souvent impuissants.

On fera, dans le même but, des applications de greffes sur les *plaies siégeant au voisinage des articulations* (Obs. IX), car les lambeaux en accordant aux surfaces articulaires toute la liberté de leurs mouvements physiologiques permettront d'éviter à coup sûr des attitudes vicieuses, des impotences fonctionnelles.

Enfin, il arrive qu'à la suite d'un anthrax ou d'un phlegmon gangréneux, le chirurgien se trouve après la chute des escarres ou des parties sphacélées en présence de vastes pertes de substance qui demanderaient un temps infini pour se réparer. Il abrègera les souffrances du malade déjà affaibli par la fièvre et par la suppuration, en appliquant des greffes ; toutefois, il attendra, pour intervenir, que la plaie soit bien détergée, aseptisée, et que les granulations présentent une certaine vitalité.

Nous voyons, par cet aperçu rapide, combien sont fréquentes les indications des greffes, encore ne sommes-nous pas

certain de les avoir toutes énumérées. La pratique de la chirurgie offre bien des surprises pour lesquelles le tact et le
jugement du chirurgien seront ses meilleurs guides dans l'ap-
préciation de l'opportunité des greffes. Pour nous résumer,
cependant, nous pourrons dire, comme au début de ce chapitre,
que toute plaie ou tout ulcère convenablement préparé est apte
à recevoir des greffes.

CONCLUSION

Après avoir envisagé la question des greffes humaines et des greffes animales sous ses divers aspects, nous nous croyons en droit et en devoir de poser les conclusions suivantes :

1° Les greffes humaines sont de beaucoup supérieures aux greffes animales ; elles leur sont donc préférables.

2° Parmi les divers procédés, celui de Thiersch donne les résultats les meilleurs et les plus rapides. Mais il est des cas où l'on ne peut l'appliquer soit à cause de la difficulté que l'on aura à se procurer de grands lambeaux par suite de la pusillanimité du malade ou du refus de son entourage, soit à cause de la trop grande étendue d'une plaie. Dans ces cas, le chirurgien devra recourir à notre procédé mixte (greffes de dimensions moyennes taillées à la Thiersch et espacées à la Reverdin) et à leur défaut, il emploiera les greffes simplement épidermiques de Reverdin plus facilement acceptées.

3° Si le chirurgien ne peut se procurer des greffes humaines en assez grande quantité ou s'il redoute une inoculation, il emploiera les greffes animales et parmi celles-ci ce sont les lambeaux transplantés de peau de grenouille qui lui donneront le moins d'insuccès.

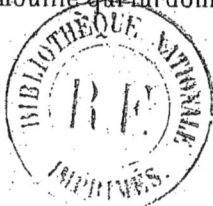

BIBLIOGRAPHIE

Acland — Two cases of sponges grafting. — Brit. med. J., février, 1883.

Allen. — Lancet, novembre 1884. Greffes avec peau de grenouille.

Aldrich. — Grafting with pigeon skin. Boston. med., avril 1893.

Audry. — Indications et pratique des greffes dermo-épidermiques. Clin. méd. de Toulouse, 1896-98.

Armaignac. — De la greffe animale. Thèse de Paris, 1876.

Amat. — Greffe du feuillet interne de la membrane coquillière de l'œuf de poule. Gaz. des Hôpitaux, février 1900.

Baratoux. — Progrès médical, 1er janvier 1887.

Baratoux et Dubousquet-Laborderie. — Progrès méd., mars et avril 1887.

Barker. — Notes on the technique of skin grafting by Thiersch method. Pratic-London, 1898, page 347.

Bartens. — Transplantation von einer Leiche. Berlin. Klin. Wochenschrift, 1888, XXV-649.

Benoit. — Greffe cutanée totale sans pédicule, deux nouveaux cas suivis de succès. Rev. de thérap. méd. chir. de Paris, 1899, page 92.

Berezowski. — Ziegler Beitrage, 1892, tome XII, page 13.

Bert (Paul). — De la greffe animale. Paris, 1863.

Bessière. — Considérations sur les greffes de Thiersch. Thèse de Montpellier, 1899, n° 116.

Bilhaut. — Greffe de peau de poulet. Ann. d'orthop. et de chir. prat., 1889.

Cadiat. — Art. Greffe. Dict. encyclop. des sc. méd., 1884.

Calmann. — Beitrage zur asepsis und kosmetik der Haut transplant. Münschen méd. Wochenschr., 1898, page 660.

CHEVILLOT. — De la greffe dermo-épid. de Thiersch. Th., Paris, 1889.

CHOUET. — Thèse de Paris, 1899.

COUSIN (Gustave). — Greffes humaines et greffes animales. *Nouveau Montpellier médical*, 20 octobre 1894.

COSTE. — Des greffes épidermiques. *Marseille médical*, 7 juillet 1873.

COZE. — *Gaz. des Hôpit.*, 1871 et *Rev. méd. de l'Est*, 1874.

CZERNY. — Développement de Tuberculose après des greffes cut. *Central. f. chir.*, 1886, n° 24.

DAROLLÈS. — Greffes de lapin, leur inutilité en chirurgie. *Gaz. hebd. sc. méd.*, 1874.

DELAGENIÈRE. — Revue générale sur les greffes. *Gaz. des Hôpit.*, juin 1888.

DERCAM. — Greffe dermo-épidermique. Thèse de Paris, 1872.

DJATSCHENKO. — Expérimentelle Unters, über Transpl. der Schleimhaute. *Centralb. f. d. méd. W.* 1890, n°° 35 et 36.

DONNELLY. — *New-York méd. Record*, 1872, page 572.

DUBOUSQUET-LABORDERIE. — *Bull. soc. méd. pratique*, 1891 et 17 janvier 1892.

DUBREUIL. — *Gaz. des Hôpit.*, juillet 1872 et 30 juillet 1882.

DUUM. — Skin grafting. *Méd. Diaf. Minneap*, 1898-99, page 97.

DVOLITTLE. — A new method of skin grafting *J. Am. Med. Assoc.* Chicago, 1898, tome XXX, page 716.

DUVAL (Math). — Art. Greffe. In *Dict. méd. et chir. pratiques*.

ESTOR. — *Montpellier médical*, 1887 (2° série), t. IX, p. 452. Greffe de peau de grenouille.

FERGUSSON. — Skin Transplantations. Chicago. *M. Recorder*, 1898, XIV, 495.

FOLET. — *Bulletin méd. du nord de la France*, septembre 1872.

FORGUE ET RECLUS. — *Presse méd.*, 30 novembre 1898. — *Traité de Thérap. chir.*, tome I, page 161.

FORGUE. — *Semaine médicale*, juillet 1899.

FOWLER. — Transplantation de larges lambeaux de peau de grenouille. *Annal of surgery*, mars 1889.

GARRÉ. — Ueber die histolog. Vorgange bei der Anheilung der Thierschen Transplant. *Beitrage zur Klini. chir.*, Bd, IV, page 625.

GILLET DE GRAMMONT. *Bull. de la Soc. de méd. pratique*, février 1889.

GOLDMANN. — Ueber das Schicksalder nachdem Verfahren von Thiersch verpflanzten Hautstuckchen. *Beitrage zur Klin. chir.*, XI, 229-252, 1894.

GRANGE. — Greffe avec peau de grenouille. *Union méd.*, 1887.

HAMILTON-FRANCK. — Buffalo méd. and surgical J., tome II, page 508, 1847.

HAMILTON. — On sponge grafting. — Brit. med. J., janvier 1883.

HOUZÉ DE L'AULNOIT. — Union méd., 1872, page 115.

HOWARD. — A case of skin grafting. Pacif. M. San.-Fran., 1899, page 70.

JUVARA. — Technique des greffes de Thiersch. Presse méd., 1898, page 323.

JUGENGEL. — Verhandlungen der physikalish medicinischen. Gesels-chaft zu Würsburg. W. 25, Bd, 4.

KARG. — Studien uber transplantierte Haut. Arch. anat. and physic., 1888.

KIRIAC. — Greffes de l'agneau chez l'homme. Arch. de méd. roumaine, 1887.

KLAPP. — Uber einen Fall von ausgedehnter Knochentransplantation. Deutsche Zischir. für chir. Leipzig, 1900, LIV, 576-583.

KÜHLER. — Erfahrimgen mit der Thierschschen transplantation. Deutsche med. Wehnschr. Leipzig und Berlin, 1898, XXIV. Ver. Beil, 139,

LE COQ. — Traitement des plaies et ulcères par les greffes animales. Thèse de Paris, 1896, n° 147.

LEJARS. — Leçons de chirurgie, 1895.

LJUNGGREN. — Faculté pour l'épiderme de conserver la vitalité hors de l'organisme en rapport avec la transplantation. Nord. méd. Ark. Stockholm, 1898.

LETIÉVAUT. — Soc. des sc. méd. de Lyon, 1871.

LARTAIL. — Transplantations de peau et de muqueuse animales. Thèse de Paris, 1894.

LOEB. — The transplantation of the skin and the origin of the pigment of the skin. J. Ann. M. Ass. Chicago, 1898, XXXI, 1362-1364. — Médecine Detroit, 1899, v. 177-183.

LOUPIAT. — Greffe de peau de poulet. Concours méd., 1889.

MARDUEL. — Lyon médical, 1872, II, page 93.

MARIE (R.), Greffe de peau sur la muqueuse vésicale. Bull. de la Soc. anat. 1898.

MEDEIROS. — De la greffe de Thiersch. Thèse de Paris, 1896, n° 495.

MARTIN. — De la durée de la vitalité des tissus. Thèse de Paris, 1873.

MOORE. — Skin grafting by Thiersch's method. M. J. Australas. Melbourne, 1898. — Thiersch. grafting, 1899, 43-52.

MILES. — Grafting with skin of dog. Lancet, mars 1890.

MONOD. — Obs. sur greffe de Thiersch. Bull. Soc. de chir., 88-95.

NÉTOLITZSKI. — Wiener medis. Wochen, août 1871.

NESTEROWSKI. — Healing of wounds by transpl. of skin from frogs. *Rusk. med.*, St-Pétersbourg, 1888, VII, page 649.

NOVÉ-JOSSERAND. — Greffes dermo-épid. d'Ollier, Résultats de deux ans et demi. *Province Méd.*, Lyon, 1899, page 52.

OLLIER. — *Bulletin de l'Acad. de méd.*, 1872.

— Des greffes autoplastiques de larges lambeaux dermiques. *Gaz. des Hôpit.*, 17 mai 1898, et *Revue de polytechnie méd. et chir.* page 149.

OVERTON. — Skin grafting by unusual method. *Méd. Rec.*, 1898, liv. 627.

ORCEL. — Contribution à l'étude histolog. des greffes de peau de poulet. *Lyon-Méd.*, 1888.

PARKER. — Skin grafting by simplified methods. *Cleveland Gaz. med.*, 1897-98 ; 711.

PERKINS. — Case on sponge grafting. *British med. J.*, janvier 1883.

PERRY. — Grafting of frog'skin. *Hahnemann month.* Philad. 1892.

PISPOLI. — *Un nuovo metodo d'innesto epidermies* (Seminagione épiteliale ella Mongoldt) *Giornal. méd. d. R. Exercito.* Roma, 1898, page 1265-68.

PLATON. — De la valeur des recouvrements organiques dans la régénération des épithéliums. *Gaz. des Hôpit.*, 12 juillet 1900.

PLESSING. — De la greffe de Thiersch. *Arch. für klin. chir. Band,* XXXVII.

PONCET. — *Lyon-Médical,* 1871, tome VIII, page 520.

RANKING. — Skin grafting from the frog. *Studian med.*, 1887. VII.

RECLUS ET DUPLAY. — *Traité de chirurgie,* tome 1, page 296.

REDARD. — Greffes zooplast. de peau de poulet. *Gaz. méd.*, 1888.

REVERDIN (J.-L.). — De la greffe épidermique. In *Arch. génér. Méd.*, X. 1872. — Communic. à la Soc. de chir., 15 décembre 1888.

REVERDIN (Aug.). — Transplantation de peau de grenouille sur plaies humaines. *Arch. de méd. expérimentale et anat. pathol.*, 1892.

ROCHET. — Différentes greffes. *Province méd.*, mai 1887.

ROGERS. — Grafting skin from frogs. *Chicago, méd. J. and Examiner*, 1888.

SANCTUARY. — Sponge grafting. *Brit. med.*, 7 décembre 1882.

SCHULLER (Max). — *Monatsschrift für Unfallheilkunde,* n° 9. septembre 1899.

SICK. — Enige Falle von Hauttransplantation mittelst der Thierschen method bei ausgedehnten Hautverlusten. *Arch. fur. clin. chir.* Bd, XLIII. p. 387. Taf. X, fig. 5 et 6.

STANIOU. — De la greffe d'Ollier-Thiersch. Thèse de Paris, 1891.

THIERSCH. — Des greffes épidermiques. *Berliner klin. Wochenschrift,*
1874, n° 8.

— *Arch. fur. clin. chir.* Band XVI, page 324 ; 1874.

— *Centralbl. f. chir.,* 1886, n° 26.

— *Centralbl. f. chir.,* 1888, n° 24.

VINCENT. — Greffes de peau de grenouille. Soc. méd. de Lyon,
janvier 1887.

— *Lyon-Médical,* 20 novembre 1887.

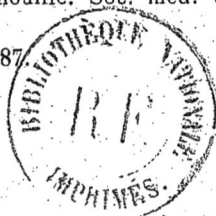

www.ingramcontent.com/pod-product-compliance
Lightning Source LLC
Chambersburg PA
CBHW050614210326
41521CB00008B/1244